Best of Pflege

Mit „Best of Pflege" zeichnet Springer die besten Masterarbeiten und Dissertationen aus dem Bereich Pflege aus. Inhalte aus den etablierten Bereichen der Pflegewissenschaft, Pflegepädagogik, Pflegemanagement oder aus neuen Studienfeldern wie Health Care oder Ambient Assisted Living finden hier eine geeignete Plattform. Die mit Bestnote ausgezeichneten Arbeiten wurden durch Gutachter empfohlen und behandeln aktuelle Themen rund um den Bereich Pflege. Die Reihe wendet sich an Praktiker und Wissenschaftler gleichermaßen und soll insbesondere auch Nachwuchswissenschaftlern Orientierung geben.

Weitere Bände in der Reihe http://www.springer.com/series/13848

Jens Riede

Sensorische Anfallsdetektion bei Epilepsie

Praktikabilität eines In-Ohr-Sensors bei Kindern und Jugendlichen

Mit einem Geleitwort von Prof. Dr. Sandra Bachmann und Prof. Dr. Thomas Hering

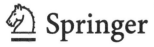 Springer

Jens Riede
Bochum, Deutschland

ISSN 2569-8605 ISSN 2569-8621 (electronic)
Best of Pflege
ISBN 978-3-658-24855-0 ISBN 978-3-658-24856-7 (eBook)
https://doi.org/10.1007/978-3-658-24856-7

Die Deutsche Nationalbibliothek verzeichnet diese Publikation in der Deutschen National-
bibliografie; detaillierte bibliografische Daten sind im Internet über http://dnb.d-nb.de abrufbar.

Springer ist ein Imprint der eingetragenen Gesellschaft Springer Fachmedien Wiesbaden GmbH
und ist ein Teil von Springer Nature
Die Anschrift der Gesellschaft ist: Abraham-Lincoln-Str. 46, 65189 Wiesbaden, Germany

Geleitwort

Epilepsie zählt weltweit zu den häufigsten neurologischen Erkrankungen mit einer erhöhten Mortalität bei Kindern, Jugendlichen und Erwachsenen. Epileptische Anfälle können mit schweren Verletzungen einhergehen, daher ist es wichtig, epileptische Anfälle rechtzeitig zu erkennen, damit entsprechende Sicherheitsvorkehrungen getroffen werden können. Der derzeitige Goldstandard zur Erfassung epileptischer Anfälle besteht derzeit in einer 24-stündigen Video-EEG-Überwachung, die nur im klinischen Setting möglich ist.

Genau hier setzt das BMBF-geförderte Projekt „Pflegerische Unterstützung epilepsiekranker Menschen durch innovative Ohrsensorik" (EPItect) an. Ziel des Projekts „EPItect" ist die Entwicklung eines nicht-invasiven Sensorsystems, das relevante Biosignalmuster für die Prognose epileptischer Anfälle erkennt. Der Sensor soll von den Patientinnen und Patienten am Ohr getragen werden können. Über mobile Endgeräte werden die Daten ausgewählten Personen zur Verfügung gestellt. So kann bei Bedarf auch das pflegende Umfeld einbezogen werden.

Basierend auf der Sensorik und der Vernetzungsinfrastruktur werden verschiedene unterstützende Infrastrukturen, wie Alarmdienste und eine mobile Begleiterlösung eingebunden. Die Sensoren ermöglichen die Erfassung von Pulsfrequenz, Körpertemperatur, Herzratenvariabilität und Sauerstoffsättigung über analoge Signale aus dem Innenohrbereich und digitalisieren diese. Auf diese Weise soll die pflegerische Versorgung von Menschen mit Epilepsie verbessert werden sowie auch deren Sicherheit, Selbstbestimmung und Lebensqualität.

Herr Riede setzt sich in dieser Studie, die zugleich auch Masterarbeit im Rahmen seines Studiums der Evidence-based Health Care an der Hochschule für Gesundheit (hsg) in Bochum ist, mit der Praktikabilität eines In-Ohr-Sensors bei Kindern und Jugendlichen mit Epilepsie im klinischen Setting sowie den Erwartungen und Erfahrungen von Kindern und Eltern damit auseinander. Die Untersuchung wurde im Mixed-Methods-Design im Norddeutschen Epilepsiezentrum (NEZ) in Raisdorf durchgeführt und ist Teil des Projekts „EPItect". An dem Projekt „EPItect" beteiligt sind, neben der die Firma Cosinuss GmbH, das Fraunhofer-Institut für Software- und Systemtechnik ISST, die Klinik für Epileptologie des Universitätsklinikums Bonn, die Klinik für Neuropädiatrie der Universität UKSH Campus Kiel, das Norddeutsche Epilepsiezentrum, die hsg und der Epilepsie Bundes-Elternverband e.V. Ziel des Projekts EPItect ist es, eine alltagstaugliche Methode zur multimodalen Erfassung von epileptischen Anfällen zu entwickeln.

Grundlage für diese von Herrn Riede erstellte Arbeit sind folgende Forschungsfragen:

- Ist die Anwendung des In-Ohr-Sensors im klinischen Alltag bei Kindern und Jugendlichen praktikabel?
- Wie wirkt sich der In-Ohr-Sensor auf den pflegerischen Alltag und das Kommunikationsverhalten zwischen den Betroffenen und den professionell Pflegenden aus?
- Was sind die Erwartungen und Erfahrungen von Kindern und Jugendlichen mit Epilepsie sowie deren Eltern an bzw. mit dem In-Ohr-Sensor?

Sehr anschaulich wird zunächst die Bedeutung der Epilepsie in der Gesellschaft, die Auswirkungen der Erkrankungen auf Betroffene sowie die Erwartungen und Erfahrungen bezüglich einer automatisierten Anfallsdetektion und den damit verbundenen Auswirkungen für die Betroffenen und deren Familien aufgezeigt.

Ausgehend von den Fragestellungen und Zielen erfolgte die Datenerhebung und -analyse in einem Mixed-Methods-Ansatz. Daten zu Erfahrungen professionell Pflegender wurden in vier Fokusgruppendiskussionen qualitativ unter Beteiligung von 25 Mitarbeiter*innen erhoben. In einem quantitativ-deskriptiven Ansatz erfolgte eine standardisierte Befragung von Eltern, Kindern und Jugendlichen zu Erwartungen und Erfahrungen. Insgesamt wurden in diesem Studienteil 26 Kinder und Jugendliche befragt.

Die Praktikabilität des In-Ohr-Sensors hängt ab vom Sensorsystem, dem wahrgenommenen Nutzen, dem emotionalen Erleben und der Akzeptanz des Systems. Die Probanden erwarten ein alltagstaugliches System, welches Anfälle korrekt detektiert, dokumentiert und eine Alarmfunktion besitzt. Grundsätzlich wird der Sensor positiv bewertet. Kritisch wird die optische Gestaltung des Sensors gesehen.

Diese sehr gute Arbeit beleuchtet eine existenzielle Frage für Menschen mit Epilepsie und deren Familien nach der frühzeitigen Anfallserkennung mit einem praktikablen und alltagstauglichen System. Sie gibt somit wichtige Impulse für eine bedarfsgerechte Versorgung von Kindern und Jugendlichen mit Epilepsie.

Prof. Dr. Sandra Bachmann
Hochschule für Gesundheit
Department für Pflegewissenschaft

Prof. Dr. Thomas Hering
Hochschule für Gesundheit
Department für angewandte Gesundheitswissenschaften

Inhaltsverzeichnis

Tabellenverzeichnis

Abbildungsverzeichnis

Zusammenfassung

Epilepsie zählt weltweit zu den häufigsten neurologischen Erkrankungen (Camfield & Camfield, 2015; WHO, 2017) und hat eine um das 4- bis 15-fache erhöhte Mortalität bei Kindern (Christensen, Pedersen, Sidenius, Olsen & Vestergaard, 2015). Zur Verringerung der Mortalität und schwerwiegender gesundheitlicher Einbußen, einer korrekten Aufzeichnung von Anfällen und einer besseren Lebensqualität bedarf es einer zuverlässigen und zeitnahen Anfallsdetektion. Eine Alternative zu den bisherigen stationären Systemen könnten mobile multimodale Systeme sein, die sowohl Körperbewegungen als auch Biosignale erfassen (Ulate-Campos, Coughlin, Gaínza-Lein, Sánchez Fernández, Pearl & Loddenkemper, 2016).

In der Studie wurde die Praktikabilität eines In-Ohr-Sensors bei Kindern und Jugendlichen mit Epilepsie im klinischen Setting sowie die Erwartungen und Erfahrungen von Kindern und Eltern mit einem In-Ohr-Sensor untersucht.

Die explorative Studie wurde im Mixed-Methods-Design im Norddeutschen Epilepsiezentrum (NEZ) in Raisdorf durchgeführt. Zur Praktikabilität wurde das pflegerische, medizinische und therapeutische Personal des NEZ befragt. Hierfür wurde ein qualitatives Design in Form von Fokusgruppendiskussionen genutzt. Fast 90 % aller professionell Pflegenden nahmen an den Diskussionen teil. Um die Erwartungen und Erfahrungen der Kinder und Eltern zu erfassen, wurde ein Pre-/Posttest-Design eingesetzt. An der Befragung und Testung des In-Ohr-Sensors nahmen insgesamt 26 Kinder und Jugendliche teil.

Die Kinder und Eltern erwarten ein System, das alltagstauglich ist und die Kinder nicht beeinträchtigt. Des Weiteren muss ein solches System Anfälle detektieren, dokumentieren und eine Alarmfunktion besitzen. Die Ergebnisse der Gruppendiskussionen weisen darauf hin, dass sich die Praktikabilität des In-Ohr-Sensors in einem Spannungsfeld zwischen Sensorsystem, Nutzen, Emotionales Erleben und Akzeptanz bewegt, in dem die einzelnen Aspekte sich gegenseitig bedingen. Die Erfahrungen mit dem Sensor sind über alle Gruppen hinweg grundsätzlich positiv, Kritik gab es jedoch insbesondere bei der Sensorgestaltung.

Der In-Ohr-Sensor könnte einen Beitrag zur Gesundheitsversorgung sowie zur Entwicklung und emotionalen Entlastung von epilepsieerkrankten Kindern und Jugendlichen leisten. Der Sensor scheint im klinischen Setting grundsätzlich praktikabel zu sein, bedarf jedoch einiger Anpassungen. Inwieweit der Sensor im Alltag praktikabel ist und ob er tatsächlich von den Kindern und Jugendlichen eingesetzt werden würde, sollte in weiteren Studien untersucht werden.

Abstract

Epilepsy is one of the most neurological diseases (Camfield & Camfield, 2015; WHO, 2017). The syndrome is related to a higher mortality risk increased by 4 up to 15 times compared to children without epilepsy (Christensen, Pedersen, Sidenius, Olsen & Vestergaard, 2015). A reliable seizure detection and recording could help to reduce mortality rates and serious health problems in children and adolescents with epilepsy and raise their quality of life. Multimodal systems, which detect body movements and bio signals, could be an alternative to common stationary systems (Ulate-Campos, Coughlin, Gaínza-Lein, Sánchez Fernández, Pearl & Loddenkemper, 2016).

The aim of this study was to identify the practicability of an in-ear-sensor in a clinical setting in children and adolescents with epilepsy as well as expectations and experience of children and parents dealing with this device.

The study took place at "Norddeutsches Epilepsiezentrum" (NEZ) in Raisdorf. Therefore a mixed-methods approach was used combing a pre-post design with a standardized questionnaire and focus group discussions gathering expert views about the usability of the epilepsy device and potential ways of improvement. Nearly 90 % of the professionals engaged in the group discussions. 26 children participated in the surveys.

Children and parents expect a system that is day-to-day suitable and that the children will not be affected. The device has to detect and document epileptic seizures and alert in case of seizures. The discussion's conclusions show that the practicability is in an area of conflict, within sensor system, use, emotional experience and acceptance influence each other. In general the experiences are positive but the sensor system needs to be improved.

The in-ear-sensor could help to improve health care, growth and emotional relief for children and adolescents with epilepsy. In general the sensor seemed to be practicable in a clinical setting, however there are modifications necessary. There are still more studies necessary to study the practicability in daily life.

1 Einleitung

Die vorliegende Masterthesis wurde im Rahmen des BmBF-geförderten Projekts *EPItect: Pflegerische Unterstützung epilepsiekranker Menschen durch sensorische Anfallsdetektion* angefertigt. Beteiligt an dem Projekt „EPItect" sind die Firma Cosinuss GmbH, das Fraunhofer-Institut für Software- und Systemtechnik ISST, die Klinik für Epileptologie des Universitätsklinikums Bonn, die Klinik für Neuropädiatrie der Universität UKSH Campus Kiel, das Norddeutsche Epilepsiezentrum, die Hochschule für Gesundheit in Bochum (hsg) und der Epilepsie Bundes-Elternverband e.V..

Ziel des Projekts EPItect ist es, eine alltagstaugliche Methode zur multimodalen Erfassung von epileptischen Anfällen zu entwickeln. Neben einer multimodalen In-Ohr-Sensorik (EPISENS) soll eine dazugehörige IT-Infrastruktur (EPICASE) entwickelt werden, die automatisiert epileptische Anfälle detektieren und dokumentieren kann sowie einen elektronischen Datenaustausch zwischen Menschen mit Epilepsie und deren Behandlungsteam ermöglicht.

Im Department für Pflegewissenschaft an der hsg wurden im Rahmen der Gesamtevaluation des Projekts die pflegerische Sicht und die Praktikabilität des In-Ohr-Sensors im klinischen Setting bei Kindern und Jugendlichen mit Epilepsie sowie deren Eltern untersucht. Die Evaluation erfolgte im Mixed-Methods-Design und fand im Norddeutschen Epilepsiezentrum (NEZ) in Raisdorf/Schwentinental statt.

Aus Gründen der besseren und einfacheren Lesbarkeit des Textes wird in dieser Arbeit auf die Doppelnennung von Geschlechterbezeichnungen verzichtet. Die Inhalte dieser Arbeit beziehen sich immer auf beide Geschlechter.

© Springer Fachmedien Wiesbaden GmbH, ein Teil von Springer Nature 2019
J. Riede, *Sensorische Anfallsdetektion bei Epilepsie*, Best of Pflege, https://doi.org/10.1007/978-3-658-24856-7_1

2 Hintergrund

Epilepsie zählt weltweit zu den häufigsten neurologischen Erkrankungen. Weltweit wird die Inzidenz mit etwa 0,04-0,19% und die Prävalenz mit etwa 0,4-1% angegeben (Camfield & Camfield, 2015; Neubauer & Hahn, 2014; WHO, 2017). Für Deutschland wurde in der Ersten Folgebefragung (KiGGS Welle 1) zum Kinder- und Jugendgesundheitssurvey (KiGGS) bei den teilnehmenden 7- bis 10-Jährigen eine Lebenszeitprävalenz von 0,9% und bei den 14- bis 17-Jährigen von 1,5% ausgewiesen (Neuhauser, Poethko-Müller & KiGGS Study Group, 2014).

Einhergehend mit einer Epilepsie und den damit verbundenen unterschiedlichsten Folgen epileptischer Anfälle ist die Mortalität bei Erwachsenen um das 2- bis 3-fache erhöht, bei Kindern und Jugendlichen wird diese höher eingeschätzt (Christensen, Pedersen, Sidenius, Olsen & Vestergaard, 2015). Christensen et al. (2015) untersuchten die Mortalität von 1.855.946 Kindern und Jugendlichen, die im Zeitraum von 1977 bis 2006 in Dänemark geboren wurden. Die Ergebnisse zeigen, dass Kinder und Jugendliche, die an Epilepsie erkrankt sind und dadurch bedingt an weiteren neurologischen Komorbiditäten leiden, eine um das fast 15-fach erhöhte Mortalität (MRR: 14,9; 95% CI: 13,9-16,1) haben, verglichen mit Kindern ohne Epilepsie. Berechnet man die Mortalität bei denjenigen Epilepsieerkrankten, die keine neurologischen Komorbiditäten aufweisen, ergibt sich eine um das Vierfache erhöhte Mortalität (MRR: 4,20; 95% CI: 3,28-5,30). Eine von Holst et al. (2013) durchgeführte Studie in Dänemark untersuchte die Inzidenz des plötzlichen unerwarteten Todes bei Epilepsie (engl. *sudden unexpected death in epilepsy* - SUDEP). Die Inzidenzrate eines SUDEP lag bei 41,1 (95% CI: 31,6-54,9) pro 100.000 Personenjahre. Für Kinder unter 18 Jahren betrug die Inzidenzrate 17,6 (95% CI: 9,5-32,8). Insgesamt wies die Studie ein erhöhtes Sterberisiko für Epilepsieerkrankte mit einer Hazard Ratio von 11,9 (95% CI: 11,0-12,9) auf.

Zur Verringerung der Sterblichkeit und andauernder oder schwerwiegender gesundheitlicher Einbußen sind bei einem epileptischen Anfall zeitnahe Sicherheits- und Gegenmaßnahmen einzuleiten. Folglich muss ein solcher Anfall so früh wie möglich erkannt werden. Aufgrund der verschiedenen Anfallsformen werden diese aber nicht zwangsläufig, insbesondere beim Schlafen, durch die Betroffenen wahrgenommen. Durch das Nichtwahrnehmen erfolgt in etwa 50% aller Anfälle keine Dokumentation und etwa zwei Drittel der Patienten oder deren Angehörige liefern keine korrekten Angaben (Blum, Eskola, Bortz & Fisher, 1996; Hoppe, Poepel & Elger, 2007; Kerling, Mueller, Pauli & Stefan, 2006; Poochikian-Sarkissian et al., 2009). Dies ist insofern gravierend, als dass eine korrekte Dokumentation ein zentraler Bestandteil der ärztlichen Therapie ist.

© Springer Fachmedien Wiesbaden GmbH, ein Teil von Springer Nature 2019
J. Riede, *Sensorische Anfallsdetektion bei Epilepsie*, Best of
Pflege, https://doi.org/10.1007/978-3-658-24856-7_2

Vor diesem Hintergrund ist eine zuverlässige und zeitnahe Anfallserkennung notwendig. Der derzeitige Goldstandard zur Erkennung epileptischer Anfälle ist eine 24-stündige EEG-Überwachung mit Videoaufzeichnung, die jedoch nur im klinischen Setting sinnvoll durchführbar ist. Eine Alternative für den Alltag könnte eine nicht-EEG basierende Anfallsdetektion mittels am Körper getragener Sensoren sein.

Epileptische Anfälle gehen mit unterschiedlichen Symptomen, wie Veränderungen der motorischen Bewegungen oder des autonomen Nervensystems, einher (Ramgopal et al., 2014; Ulate-Campos, Coughlin, Gaínza-Lein, Sánchez Fernández, Pearl & Loddenkemper, 2016; Van de Vel et al., 2013). Es gibt eine Vielzahl von Detektoren, die diese Bewegungen des Körpers bzw. einzelner Körperpartien oder Biosignale, wie z.b. Herzfrequenz oder Körpertemperatur, erfassen. Körperbewegungen können beispielsweise mittels Akzelerometer oder Sensormatratzen und Biosignale mit Hilfe mobiler EKG-Geräte oder Pulsoxymeter erfasst werden. Aufgrund der unterschiedlichen Anfallsarten sollte ein Anfallsdetektor sowohl Körperbewegungen als auch Biosignale erfassen, weil diese multimodalen Systeme eine erhöhte Sensitivität und eine niedrigere FDR (engl. *false detection rate*) zeigen (Ulate-Campos et al., 2016).

Ein solches System wird im Projekt EPItect entwickelt und evaluiert. Die multimodale Erfassung erfolgt hierbei über einen nicht-invasiven In-Ohr-Sensor, basierend auf dem *One* der Firma Cosinuss° GmbH (Abb. 1) und der darin enthaltenen Sensorik „ear-connect" (Cosinuss°, 2016). Die eingebauten Sensoren erfassen kontinuierlich analoge Signale aus dem Innenohrbereich und digitalisieren diese anschließend. Aufgrund der Lage im äußeren Gehörgang können die Pulsfrequenz, Körpertemperatur, Herzratenvariabilität und Sauerstoffsättigung ideal erfasst werden (Kreuzer, 2009). Des Weiteren ermöglichen die Sensoren die Erfassung von Kopf- bzw. Kaubewegungen. Eine detaillierte Beschreibung des Cosinuss° One, inkl. der technischen Merkmale, liefert das Technische Datenblatt der Firma Cosinuss° (Anhang A 1). Die Algorithmen zur Erfassung und Auswertung relevanter Biosignalmuster sowie die dazugehörige Software werden kontinuierlich während der Laufzeit des Projekts EPItect (01.03.2016 bis 28.02.2019) durch die Projektpartner programmiert.

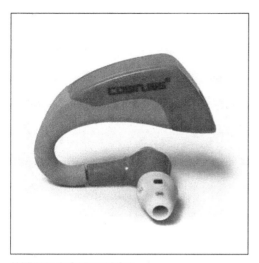

Abbildung 1: Cosinuss° One
(Grafik: https://shop.cosinuss.com/de/cosinuss-one-blue.html; Zugriff am 09.11.2017)

Die Bedürfnisse und Bedarfe der Betroffenen und deren Angehörigen an ein solches Anfallsdetektionssystem waren bislang nur wenig Gegenstand der Forschung. In ihrer Studie untersuchten Van de Vel, Smets, Wouters und Ceulemans (2016) die Erfahrungen von Betroffenen, informell und professionell Pflegenden sowie Ärzten mit Detektionssystemen und welche Präferenzen sie an ein solches System stellen. Neben einer korrekten Anfallsdetektion möglichst vieler unterschiedlicher Epilepsiearten bzw. Anfallsformen mit einer niedrigen FDR, sollte ein solches System möglichst klein bzw. unauffällig sein und nicht im Alltag beeinträchtigen. Zu ähnlichen Ergebnissen kommen Hoppe, Feldmann, Blachut, Surges, Elger und Helmstaedter (2015) in ihrer Studie. Ein Großteil der Teilnehmer bevorzugt ein mobiles und leichtes Gerät, das nach Möglichkeit keinen negativen Einfluss auf den Alltag hat. Des Weiteren ist eine Alarmfunktion, die z.B. Angehörige über einen Anfall informiert, essentiell.

3 Fragestellungen und Ziele

Ausgehend vom zuvor dargestellten Hintergrund und den Zielen des Projekts EPItect wurde in dieser Arbeit die Praktikabilität des In-Ohr-Sensors im klinischen Alltag bei epilepsieerkrankten Kindern und Jugendlichen untersucht. Des Weiteren sollten die Erwartungen und Erfahrungen der Kinder und deren Eltern bezüglich des In-Ohr-Sensors ermittelt werden. Daraus ergaben sich folgende Fragen:

- Ist die Anwendung des In-Ohr-Sensors im klinischen Alltag bei Kindern und Jugendlichen praktikabel?
- Wie wirkt sich der In-Ohr-Sensor auf den pflegerischen Alltag und das Kommunikationsverhalten zwischen den Betroffenen und den professionell Pflegenden aus?
- Was sind die Erwartungen und Erfahrungen von Kindern und Jugendlichen mit Epilepsie sowie deren Eltern an bzw. mit dem In-Ohr-Sensor?

© Springer Fachmedien Wiesbaden GmbH, ein Teil von Springer Nature 2019
J. Riede, *Sensorische Anfallsdetektion bei Epilepsie*, Best of
Pflege, https://doi.org/10.1007/978-3-658-24856-7_3

4 Stand der Literatur

Zur Klärung, inwieweit die Erwartungen und Erfahrungen bezüglich einer automatisierten Anfallsdetektion bislang Forschungsgegenstand waren, wurde eine Literaturrecherche in den Datenbanken Pubmed, CINAHL und der Cochrane Library of Systematic Reviews durchgeführt. Hierfür wurden folgende Suchbegriffe genutzt: *epilepsy, automated, non-eeg, seizure detection, expectations, experience, wants, needs*. Eine Eingrenzung der Studien erfolgte nicht. Insgesamt wurden neun Studien gefunden (Tab. 1).

Tabelle 1: Datenbankrecherche

Datenbank	Suchbegriffe	Treffer
CINAHL	Automated, non-eeg, seizure detection, epilepsy, wants, needs, experience, expectations	3
Pubmed	Automated, non-eeg, seizure detection, epilepsy, wants, needs, experience, expectations	6
Cochrane	Automated, non-eeg, seizure detection, epilepsy, wants, needs, experience, expectations	0
Gesamt		9

Zwei der neun Studien waren Duplikate und weitere fünf Studien wurden nach der Titel- bzw. Abstractsichtung ausgeschlossen, so dass letztlich zwei Studien eingeschlossen wurden (Abb. 2). Bei den eingeschlossenen Studien handelt es sich um die bereits im Hintergrund dargestellten Studien von Hoppe et al. (2015) und Van de Vel et al. (2016).

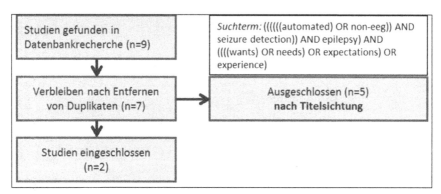

Abbildung 2: Flussdiagramm Literaturrecherche

Eine Literaturrecherche in den genannten Datenbanken bezüglich der Praktikabilität des In-Ohr-Sensors mit den Suchbegriffen *practicability, automated* und *seizure detection* verlief ergebnislos.

© Springer Fachmedien Wiesbaden GmbH, ein Teil von Springer Nature 2019
J. Riede, *Sensorische Anfallsdetektion bei Epilepsie*, Best of Pflege, https://doi.org/10.1007/978-3-658-24856-7_4

5 Methodik

Die Nutzung eines multimodalen In-Ohr-Sensors zur Detektion epileptischer Anfälle war bislang nicht Gegenstand empirischer Forschung. Insofern ist diese Studie mit ihrer Fragestellung nach der Praktikabilität eines solchen Sensors explorativ und deskriptiv angelegt.

Ausgehend von den formulierten Fragestellungen und Zielen wurde für die Befragung der professionell Pflegenden ein qualitatives Design gewählt. Die Befragung erfolgte im Rahmen von Fokusgruppen. Zur Beantwortung der Frage nach den Erwartungen und Erfahrungen der Kinder und Jugendlichen sowie deren Eltern wurden Fragebögen eingesetzt. Durch die Kombination eines qualitativen und quantitativen Studiendesigns folgt die vorliegende Studie einem Mixed-Methods-Ansatz.

5.1 Ethische Diskussion

Ein Ziel der Studie war es, die Erwartungen und Erfahrungen epilepsieerkrankter Kinder und Jugendlichen bezüglich des In-Ohr-Sensors zu erfassen. Zur Beantwortung der Fragebögen war es deshalb notwendig, dass die Betroffenen den In-Ohr-Sensor tragen. Die Testung dieses Systems stellte einen Eingriff in die Privatsphäre dar und es konnte zu einer Beeinträchtigung der körperlichen Unversehrtheit kommen, weil der Sensor in den Gehörgang gesetzt wurde.

Daher wurden ethische Standards wie „der Schutz der Würde, der Rechte, der Sicherheit und des Wohlergehens aller tatsächlichen und potentiellen Teilnehmenden" (DGP, 2016, S.1) in dem Projekt berücksichtigt und gewährleistet. Bei den teilnehmenden Kindern und Jugendlichen handelte es sich um eine vulnerable Gruppe, weil sie einerseits durch die chronische Erkrankung emotional und psychisch belastet sein können und andererseits aufgrund des Alters vom Gesetz her nicht geschäftsfähig sind, so dass grundsätzlich die Eltern einer Teilnahme zustimmen mussten. Es ist jedoch zu prüfen, ob das jeweilige Kind über eine nötige geistige Reife verfügt, um Entscheidungen für sich selbst zu treffen. Ein solches Vorgehen gebietet nicht nur der Ethikkodex (DGP, 2016) sondern auch Artikel 12 Absatz 1 der UN-Kinderrechtskonvention (BmFSFJ, 2014) und Artikel 24 Absatz 1 der Charta der Grundrechte der Europäischen Union (EU, 2000), in denen explizit gefordert wird, dass die Meinung von Kindern in Angelegenheiten, die sie betreffen, entsprechend ihrem Reifegrad zu berücksichtigen sind.

© Springer Fachmedien Wiesbaden GmbH, ein Teil von Springer Nature 2019
J. Riede, *Sensorische Anfallsdetektion bei Epilepsie*, Best of
Pflege, https://doi.org/10.1007/978-3-658-24856-7_5

Die Einsichts- und Selbstbestimmungsfähigkeit von Kindern und Jugendlichen ist im Rahmen der Forschung zu respektieren und zu fördern. Auch wenn Kinder und Jugendliche in vielen Fällen nicht selbstständig rechtsgültig in die Teilnahme an einer Studie einwilligen können, sind sie durchaus in der Lage, Verantwortung für ihren Körper zu übernehmen. Die Partizipationsrechte von Kindern, Jugendlichen … (Informed Assent) treten neben die Aufklärungs- und Einwilligungsbefugnisse ihrer Vertreter (Informed Consent). (Schweizerische Akademie der Medizinischen Wissenschaften (SAMW), 2015, S. 72)

Vor diesem Hintergrund und weil Kinder unterschiedlichen Alters eingeschlossen werden sollten, wurden je ein Informationsschreiben für Kinder und Jugendliche der 1. und 2. Kohorte, die älter als 12 Jahre sind (Anhang A 2) und ein Schreiben für die Eltern (Anhang A 3) erstellt. Damit die zur Verfügung gestellten Informationen verstanden werden konnten, wurden diese altersentsprechend formuliert. So konnte sichergestellt werden, dass nicht nur die Eltern als gesetzliche Vertreter über die Studie informiert wurden, sondern auch die Kinder und Jugendlichen über ihre Teilnahme autonom entscheiden konnten (Informed Consent).

Ein weiterer Aspekt neben der Selbstbestimmungsfähigkeit der Kinder war deren körperliche Unversehrtheit durch das Tragen des In-Ohr-Sensors. Dadurch, dass die Testung im NEZ stattfand, standen die Teilnehmenden in ständigem Kontakt zu Mitarbeitern, so dass bei Gesundheitsbeeinträchtigungen sofort eingeschritten werden konnte.

Zur Beantwortung der Fragestellungen wurden in dieser Studie sowohl Fragebögen eingesetzt als auch Gruppendiskussionen durchgeführt. Die Nutzung der erhobenen Daten, insbesondere die soziographischen Angaben der Teilnehmenden sowie das Videomaterial der Gruppendiskussionen, erfolgte unter den datenschutzrechtlichen Bestimmungen des Bundesdatenschutzgesetzes (BDSG). Hiernach sind personenbezogene Daten nur zum Zwecke der Forschung zu nutzen und soweit wie möglich zu anonymisieren (§ 40 BDSG). Hierüber wurden die Eltern und die Teilnehmenden der Gruppendiskussionen vorab informiert und entsprechende Einwilligungserklärungen (Anhang A 4, A 5) zur Nutzung und Speicherung der Daten eingeholt.

Die Teilnahme an der Studie erfolgte freiwillig. Jeder Studienteilnehmende hatte das Recht, die Teilnahme an der Studie abzulehnen und diese jederzeit ohne Angabe von Gründen zu beenden, ohne dass hieraus negative Konsequenzen entstanden. Bei den Gruppendiskussionen wurden die Teilnehmenden vorab gefragt, ob sie mit der Videoaufzeichnung einverstanden sind. Im Falle der Ablehnung wurden die Videokameras so ausgerichtet, dass die entsprechende Person nicht im Fokus war.

Aufgrund von Schwierigkeiten bei der Rekrutierung geeigneter Teilnehmender zur Testung des In-Ohr-Sensors, gestaltete sich der Start der ersten Kohorte nach Aussage der ärztlichen Leiterin des NEZ sehr zögerlich. Deshalb wurde ein Anreiz zur Teilnahme geschaffen, der darin bestand, dass jeder Teilnehmer eine „Überraschung" in Form eines Präsents für die erfolgreiche Teilnahme erhielt. Hierbei handelte es sich um Gegenstände aus dem Sortiment der Firma Toys"R"Us. Kritisch zu bedenken war, dass dadurch ein Anreiz geschaffen wurde, der die Teilnehmer dazu verleiten konnte, an der Studie teilzunehmen und damit eine freiwillige Teilnahme nicht mehr gegeben war (Deutsche Gesellschaft für Psychologie, 2016; SAMW, 2015). Ein solcher Anreiz war allerdings vertretbar, weil er angemessen und nicht zu hoch war (SAMW, 2015). Durch die in Aussicht gestellten Überraschungen konnte die Bereitschaft, an der Studie teilzunehmen, erhöht werden.

Da die Studie im NEZ durchgeführt wurde, musste der Ethikantrag bei der Ethik-Kommission der Medizinischen Fakultät der Christian-Albrechts-Universität zu Kiel eingereicht werden. Dem Antrag beigefügt waren die vom Autor erstellten Informationsschreiben und Einwilligungserklärungen für die Eltern (Anhang A 3, A 4) und die professionell Pflegenden (Anhang A 5). Ein positives Votum durch die Ethik-Kommission wurde gegeben.

5.2 Mixed-Methods-Ansatz

5.2.1 Methodik

Durch die Kombination von qualitativen und quantitativen Forschungsmethoden folgt die vorliegende Studie einem Mixed-Methods-Ansatz:

Unter Mixed-Methods wird die Kombination und Integration von qualitativen und quantitativen Methoden im Rahmen des gleichen Forschungsprojekts verstanden. Es handelt sich also um eine Forschung, in der die Forschenden im Rahmen von ein- oder mehrphasig angelegten Designs sowohl qualitative als auch quantitative Daten sammeln. Die Integration beider Methodenstränge, d.h. von Daten, Ergebnissen und Schlussfolgerungen, erfolgt je nach Design in der Schlussphase des Forschungsprojektes oder bereits in früheren Projektphasen. (Kuckartz, 2014, S. 33)

Wichtig bei der Nutzung eines Mixed-Methods-Designs ist die Kompatibilitätsannahme, „dass also die beiden Methoden tatsächlich miteinander vereinbar sind, sich ergänzen und unterschiedliche Perspektiven liefern" (Kuckartz, 2014, S. 35). Der vorliegenden Studie lag diese Annahme zugrunde, weil durch die Kombination der Methoden die Perspektiven der Kinder, Jugendlichen und deren Eltern sowie der professionell Pflegenden erfasst wurden und dadurch ein umfassenderes Gesamtbild zur Praktikabilität des In-Ohr-Sensors abgebildet werden konnte.

Die Kombination und Integration qualitativer und quantitativer Methoden kann zu unterschiedlichen Zeitpunkten der Studie erfolgen. Bei den parallelen Designs verlaufen beide Methodenstränge gleichzeitig nebeneinander und erst die jeweiligen Teilergebnisse werden miteinander verglichen und auf einer Metaebene integriert. „Auf diese Vorstellung referenziert der häufig benutzte Begriff ‚Meta-Inferenzen'" (Kuckartz, 2014, S. 73). Im Gegensatz dazu verlaufen bei sequentiellen Designs beide Teilstudien nacheinander, wobei die Ergebnisse der ersten Teilstudie die zweite Studie bedingen. In der Literatur finden sich hierzu eine Vielzahl von unterschiedlichen Kombinationen, auf die in dieser Arbeit nicht näher eingegangen werden soll (Kuckartz, 2014).

Eine weitere Möglichkeit besteht darin, dass die beiden Designs in jeder Studienphase integriert werden können. „Von Tashakkori und Teddlie stammt hierfür die Bezeichnung ‚fully integrated mixed model design'" (Kuckartz, 2014, S. 94).

Das Mixing von qualitativem und quantitativem Ansatz geschieht hier auf eine dynamische und interaktive Weise: Zwischen den beiden Ansätze [sic] wird quasi hin und her geschaltet, sodass beide Methodenstränge in vielfacher Weise miteinander verzahnt sind und nicht erst beim letzten Punkt, den Meta-Inferenzen, integriert werden. (Kuckartz, 2014, S. 94-95)

Diese Verzahnung erfolgte teilweise in der vorliegenden Arbeit. Beide Methodenstränge verliefen grundsätzlich parallel, aber eine Integration der Methodenstränge wurde während des Forschungsprozesses zu mehreren Zeitpunkten vorgenommen (Abb. 3). Erste Ergebnisse der quantitativen Datenerhebung der 1. Kohorte flossen in die Vorüberlegungen zu den Gruppendiskussionen und in die Erstellung des Leitfadens mit ein. Nach Abschluss der Gruppendiskussionen lagen Erkenntnisse zu den eingesetzten Fragebögen vor, so dass diese für die 2. Kohorte angepasst wurden. Beide Stränge wurden zunächst separat ausgewertet und anschließend in einer gemeinsamen Diskussion zusammengeführt, um so ein Gesamtbild zu erhalten.

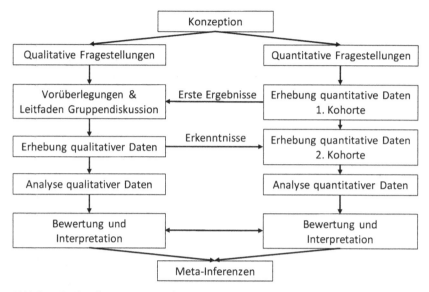

Abbildung 3: Ablauf Mixed-Methods-Design
(Eigene Darstellung in Anlehnung an Kuckartz, 2014, S. 94)

5.2.2 Gütekriterien von Mixed-Methods-Designs

An Mixed-Methods-Studien werden, zusätzlich zu den Gütekriterien für qualitative und quantitative Forschung, besondere Gütekriterien gestellt (Döring & Bortz, 2016). Dabei geht es einerseits um die Mixed-Methods-Designqualität, d.h. wie erfolgte die Kombination der beiden Teilstudien zu einem Mixed-Methods-Design und andererseits um die Mixed-Methods-Interpretationsqualität, also „die Art und Weise, wie qualitative und quantitative Teilergebnisse herausgearbeitet, in geeigneter Weise aufeinander bezogen und zu einer schlüssigen Gesamtinterpretation verdichtet werden" (Döring & Bortz, 2016, S. 115). Beide Qualitätsaspekte sorgen „für eine hohe Inferenzqualität ..., dem Mixed-Methods-Pendant ... der Vertrauenswürdigkeit im qualitativen Paradigma" (Döring & Bortz, 2016, S. 115). Ein weiteres Kriterium neben der Inferenzqualität ist die Inferenzübertragbarkeit, also die „Übertragbarkeit auf andere Settings/Kontexte, Personen/Populationen, Zeiten oder Erhebungsverfahren" (Döring & Bortz, 2016, S. 115).

In der vorliegenden Studie wurden ein qualitatives und quantitatives Design kombiniert, um die jeweiligen Fragestellungen zu erforschen. Die Anlehnung an das fully integrated mixed model design wurde gewählt, weil weder ein paralleles noch ein sequentielles Design die genutzte Kombination des qualitativen und quantitativen Designs berücksichtigt. Für die Interpretationsqualität wurden die Ergebnisse der beiden Studienteile aufeinander bezogen und in der gemeinsamen Diskussion miteinander verglichen.

5.3 Qualitativer Studienteil

Zur Beantwortung der Fragen nach der Praktikabilität des In-Ohr-Sensors im klinischen Setting und den Auswirkungen auf den pflegerischen Alltag wurde ein qualitatives Design gewählt. Als Methode zur Datenerhebung wurde die Gruppendiskussion genutzt. Ausschlaggebend hierfür war die Anzahl der zu befragenden Personen und dass die Erfassung der unterschiedlichen Perspektiven der Befragten im Vordergrund stand. Des Weiteren bot eine qualitative Befragung der professionell Pflegenden mehr Offenheit gegenüber dem untersuchten Gegenstand und den unterschiedlichen Sichtweisen der Personen sowie eine erhöhte Flexibilität in der Gestaltung der Befragungen. Auch der ökonomische Aspekt, durch Gruppendiskussionen Experten in kurzer Zeit zu befragen, spielte eine Rolle bei der Auswahl der Methode.

Um verbale Daten zu generieren gibt es unterschiedliche Befragungstechniken, angefangen vom Interview einzelner Personen bis hin zu Gruppenverfahren. In der Literatur werden zu den Einzelinterviews das fokussierte Interview, das halbstandardisierte Interview, das Problemzentrierte Interview, das Experteninterview, das Ethnographische Interview, das narrative Interview, das episodische Interview, das Paarinterview, das Intensivinterview und das rezeptive Interview gezählt (Flick, 2014; Kruse, 2014; Lamnek, 2010). Die Gruppenverfahren unterteilt Flick (2014) in Gruppeninterview, Gruppendiskussionen, Focus-Groups und gemeinsames Erzählen. Lamnek (2010) bezeichnet die Gruppendiskussion „als eine spezifische Form eines Gruppeninterviews" (S. 372). In der Literatur werden die Begriffe für die Gruppenverfahren teils synonym, teils unterschiedlich verwendet. An dieser Stelle soll dieser Diskurs nicht weiter vertieft werden. In der Folge wird der Begriff Gruppendiskussion, so wie ihn Lamnek (2010) versteht, genutzt. „Die Gruppendiskussion ist ein Gespräch mehrerer Teilnehmer zu einem Thema, das der Diskussionsleiter benennt, und dient dazu, Informationen zu sammeln" (Lamnek, 2010, S.372).

Die Befragung erfolgte in ermittelnden Gruppendiskussionen (Lamnek, 2010). Hierdurch war es möglich, die disziplinären und interdisziplinären Sichtweisen der verschiedenen Berufsgruppen, die mit an Epilepsie erkrankten Kindern und Jugendlichen in unterschiedlichen Bereichen des täglichen Lebens arbeiten, zu erfassen (Flick, 2011; Lamnek, 2010; Mayring, 2002). Im Gegensatz zu vermittelnden Gruppendiskussionen, die Veränderungen der Teilnehmer bewirken sollen, steht bei ermittelnden Gruppendiskussionen die Erfassung von Meinungen und Erfahrungen der Teilnehmer, einzeln oder als Gruppe, im Vordergrund (Lamnek, 2010).

In der vorliegenden Arbeit erfolgte keine Analyse der Gruppendynamik und der Interaktion der Teilnehmenden untereinander. Im Fokus stand die inhaltliche Erfassung der unterschiedlichen Meinungen bezogen auf die Praktikabilität des In-Ohr-Sensors bei Kindern und Jugendlichen sowie dessen Einsatz durch professionell Pflegende.

5.3.1 Stichprobe

Für die Gruppendiskussionen wurde eine Vollerhebung der professionell Pflegenden, die zum Zeitpunkt der Datenerhebung im NEZ tätig waren, geplant. Das NEZ wurde für die Datenerhebung ausgewählt, weil es am Projekt EPItect teilnimmt und dadurch einerseits ein einfacher Feldzugang gegeben war und andererseits im NEZ der In-Ohr-Sensor bei Kindern und Jugendlichen getestet wurde. Unter dem Begriff professionell Pflegende wurden nicht nur Pflegefachkräfte, sondern alle medizinischen und therapeutischen sowie diejenigen Berufsgruppen gefasst, die im NEZ an der Versorgung und Behandlung der Kinder und Jugendlichen beteiligt sind. Weitere Ein- und Ausschlusskriterien wurden nicht definiert.

Am 13.07.2017, etwa drei Monate vor der Durchführung der Gruppendiskussionen, wurden die Studie und das Gesamtprojekt EPItect den Mitarbeitern im NEZ vorgestellt. Neben der Verteilung der Informationsschreiben und Einwilligungserklärungen (Anhang A 5) wurden das Ziel der Studie und der Ablauf der Gruppendiskussionen dargestellt. Durch den Autor wurde auf die Freiwilligkeit der Teilnahme hingewiesen. Im Verlauf des Treffens konnten aufkommende Fragen nach dem Grund einer audiovisuellen Aufzeichnung und dem Schutz der persönlichen und aufgezeichneten Daten beantwortet werden. Es wurde dargestellt, dass die audiovisuelle Aufzeichnung in der späteren Transkription dazu dient, die verbalen Daten den einzelnen Teilnehmern zuzuordnen, was nur mittels Audioaufzeichnung nicht möglich wäre. Des Weiteren wurde auf datenschutzrechtliche Einzelheiten, wie Anonymität und Datenzugang, eingegangen.

Zum Zeitpunkt der Durchführung der Diskussionen arbeiteten 28 professionell Pflegende im NEZ. Drei Mitarbeiter konnten krankheitsbedingt nicht an den Diskussionen teilnehmen, so dass sich die Teilnehmerzahl auf n = 25 (89,29 %) belief. Zu Beginn jeder Gruppendiskussion wurden die Anwesenden erneut auf die freiwillige Teilnahme hingewiesen und die Informationsschreiben sowie die Einwilligungserklärungen ausgehändigt und besprochen.

Alle Teilnehmenden (n = 25) waren weiblich und im Mittel 46,64 Jahre alt. Die Berufserfahrung, bezogen auf die Tätigkeit im NEZ, betrug im Mittel 9,32 Jahre. Weitere Einzelheiten über die soziodemographischen Daten der Diskussionsteilnehmer sind in Tabelle 2 aufgeführt.

Tabelle 2: Soziodemographische Daten professionell Pflegende

	n (%)	M (SD)	Mo (Range)
Geschlecht (n=25)			
männlich	0 (0)		
weiblich	25 (100)		
Alter (Jahre; n=25)		46,64 (8,45)	[a] (32 – 63)
32	1 (4)		
34	1 (4)		
38	3 (12)		
39	2 (8)		
40	1 (4)		
42	2 (8)		
43	1 (4)		
46	1 (4)		
47	1 (4)		
48	1 (4)		
49	1 (4)		
51	3 (12)		
52	1 (4)		
53	1 (4)		
54	1 (4)		
56	1 (4)		
60	2 (8)		
63	1 (4)		
Berufszugehörigkeit NEZ (Jahre; n=25)		9,32 (6,98)	[b] (0,5 – 25)
0-5	9 (36)		
6-10	9 (36)		
11-15	2 (8)		
16-20	3 (12)		
21-25	2 (8)		
Berufsgruppe (n=25)			
Ärzte	4 (16)		
Pflege	12 (48)		
Psychologen	2 (8)		
Pädagogen	2 (8)		
Therapeuten	2 (8)		
Sonstige	3 (12)		

Anmerkungen:
[a] Der Modalwert für das Alter ist doppelt belegt (38; 51)
[b] Der Modalwert für die Berufszugehörigkeit im NEZ ist doppelt belegt (1,5; 10)
n = Anzahl absolut; % = Anzahl prozentual; M = Mittelwert; SD = Standardabweichung;
Mo = Modalwert

5.3.2 Leitfaden

Der für die Gruppendiskussionen mit den professionell Pflegenden konzipierte Leitfaden orientierte sich an der Ablaufdarstellung von Flick (2011). Die formulierten Fragen resultierten teilweise aus den Antworten der im quantitativen Teil eingesetzten Fragebögen sowie den Befragungsergebnissen zu Beginn des Projekts EPItect. Daraus folgte, dass der Leitfaden die Kategorien „Handhabung", „Alltagstauglichkeit", „Kommunikation", „Sicherheit", „Therapieeinfluss" und „Verbesserungen", immer bezogen auf den Sensor, abdecken sollte.

Nach der Begrüßung wurde in das Thema eingeführt und das Ziel und der Verlauf der Gruppendiskussion dargestellt. Zur Eröffnung der Gruppendiskussion wurde die Frage „Wie war der Umgang mit dem Ohrsensor?" genutzt. Die Frage schien geeignet zu sein, weil sie allgemein gehalten war und so den Diskussionsteilnehmern Spielraum für die eigenen und tiefergehenden Betrachtungen zuließ.

Für den Fall, dass die Diskussionen ins Stocken gerieten, wurden weitere allgemeine Leitfragen als Stimuli für die Diskussion formuliert:

- Hatten Sie das Gefühl, dass der Ohrsensor die Kinder und Jugendlichen in ihrem Alltag störte bzw. beeinflusste?
- Wie empfanden Sie die Kommunikation zwischen den Eltern und ihren Kindern? War die Kommunikation zwischen Ihnen und den Kindern oder den Kindern untereinander anders?
- Glauben Sie, dass das Gerät, so wie es derzeit ist, eine Hilfe für die Behandlung und Pflege wäre?
- Glauben Sie, dass das Gerät das Verhalten der Eltern verändert?
- Welche Verbesserungen würden Sie sich wünschen?

Zum Ende der Diskussion wurde den Teilnehmenden die Möglichkeit gegeben Dinge anzusprechen, die noch nicht aufgegriffen wurden. Abschließend wurden die Teilnehmer verabschiedet.

5.3.3 Datenerhebung

Aufgrund der Teilnehmeranzahl (n = 25) wurden insgesamt vier Gruppendiskussionen durchgeführt. Die Zuteilung der einzelnen Mitarbeiter zu den Gruppen erfolgte durch die Pflegedienstleitung des NEZ anhand der Dienstpläne. Dadurch konnte sichergestellt werden, dass alle Mitarbeiter die Möglichkeit erhielten, an den Gruppendiskussionen teilzunehmen.

Die Zusammensetzung der Gruppen war natürlich und heterogen (Flick, 2011; Lamnek, 2010). Dies ergab sich einerseits daraus, dass die Teilnehmer im realen Alltag miteinander arbeiten (natürliche Gruppe) und andererseits unterschiedlichen Berufsgruppen (heterogene Gruppe) angehören. In den jeweiligen Diskussionsgruppen waren mindestens drei verschiedene Berufsgruppen vertreten. Eine heterogene Gruppe erhöht die Wahrscheinlichkeit, dass „möglichst differierende Perspektiven … geäußert werden" (Flick, 2011, S. 252-253). Nach Lamnek (2010) beträgt eine optimale Gruppengröße zwischen fünf und zwölf Teilnehmern. Mit Gruppengrößen zwischen 5 und 8 Teilnehmern konnte dies in der Studie gut umgesetzt werden.

Die Gruppendiskussionen fanden in den Räumlichkeiten des NEZ an insgesamt vier Tagen vom 05.10.2017 bis 10.10.2017 statt. Pro Tag wurde eine Gruppendiskussion durchgeführt. Die Dauer der Diskussionen lag zwischen 42 und 60 Minuten. Jede Diskussion wurde im Anschluss reflektiert und es wurden Notizen für die weiteren Gruppendiskussionen angefertigt. Alle Gruppendiskussionen verliefen harmonisch und konstruktiv, was einerseits an der Zusammensetzung der Gruppen und andererseits an der angenehmen und offenen Arbeitsatmosphäre im NEZ gelegen haben könnte.

Alle Gruppendiskussionen wurden audiovisuell mit Hilfe von zwei Videokameras und zwei Audioaufnahmegeräten aufgezeichnet (Abb. 4). Dies erschien aus mehreren Gründen ratsam. Aufgrund der Gruppengrößen und der Verteilung der Personen im Raum konnten alle Aussagen adäquat aufgenommen werden. Des Weiteren war es durch den Einsatz von Videokameras möglich, bei der Transkription die Aussagen den einzelnen Personen zuzuordnen, was nur mittels Audioaufzeichnung nicht möglich gewesen wäre. Für den Fall, dass ein Aufnahmegerät nicht aufzeichnet, erschien der Einsatz mehrerer Aufnahmegeräte aus Sicherheitsgründen sinnvoll.

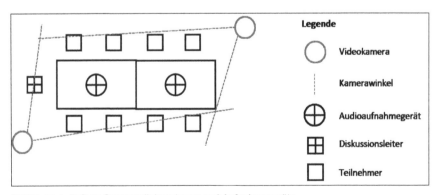

Abbildung 4: Aufbau Gruppendiskussionen und Aufnahmegeräte

5.3.4 Datenauswertung

In einem ersten Schritt wurde das vorhandene audiovisuelle Material jeder Gruppendiskussion mit Microsoft Word 2010® transkribiert. Dabei wurden folgende sich an Kuckartz (2016) orientierende Transkriptionsregeln eingesetzt:

1. Absätze des Interviewers wurden durch „I:" und Absätze der Diskussionsteilnehmer zunächst mit deren Namenskürzel gekennzeichnet.
2. Es wurde wörtlich und umgangssprachlich transkribiert, sofern verstehbar.
3. Der Satzbau, Artikel etc. wurden beibehalten, auch wenn sie grammatikalisch falsch waren.
4. Die Interpunktion wurde bei Bedarf gesetzt.
5. Deutliche längere Pausen wurden mit (...) gekennzeichnet; die Anzahl der Punkte gab die Länge der Pause in Sekunden wieder.
6. Zustimmende Äußerungen, die den Redefluss der sprechenden Person nicht unterbrachen, wurden mit (Zustimmung) gekennzeichnet.
7. Überlappendes Sprechen mehrerer Teilnehmer wurde in eckige Klammern [ ] gesetzt.
8. Sprechbeiträge ohne Überlappungen wurden in einem eigenen Absatz transkribiert.
9. Unverständliche Äußerungen wurden durch (unv.) transkribiert.
10. Alle Teilnehmerkürzel wurden nach der Transkription anonymisiert. Dabei wurden die Kürzel fortlaufend durch eine Kombination aus den Buchstaben A bis Y und dem Zusatz f ersetzt.

Nach erfolgter Transkription wurden die Dokumente in MaxQDA importiert. Durch die Importfunktion *Fokusgruppe* wurde jede Aussage automatisch dem jeweiligen Diskussionsteilnehmer zugeordnet, was die spätere Analyse vereinfachte.

Die Analyse des Datenmaterials orientierte sich an der inhaltlich strukturierenden qualitativen Inhaltsanalyse nach Kuckartz (2016). „Bei der inhaltlich strukturierenden qualitativen Inhaltsanalyse wird mittels Kategorien und Subkategorien eine inhaltliche Strukturierung der Daten erzeugt" (Kuckartz, 2016, S. 101). Das Ablaufschema der Analyse zeigt Abbildung 5.

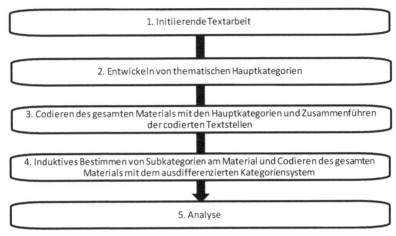

Abbildung 5: Ablaufschema Inhaltsanalyse
(Eigene Darstellung in Anlehnung an Kuckartz, 2016, S. 100)

1. Initiierende Textarbeit

„Das interessierte und sorgfältige Lesen des Textes und das Markieren von besonders wichtig
erscheinenden Textpassagen leitet die inhaltlich strukturierte qualitative Analyse ein"
(Kuckartz, 2016, S. 101). Bereits während der Transkription durch den Autor wurden entsprechende Textstellen markiert. In einem weiteren Lesedurchgang, nach erfolgreichem Im-
port in MaxQDA, wurden die Markierungen überprüft, gegebenenfalls gestrichen und neue
Textstellen markiert.

2. Entwickeln von thematischen Hauptkategorien

Die Art und Weise der Kategorienbildung hängt in starkem Maße von der Forschungsfrage, der Zielsetzung der Forschung und dem Vorwissen ab, das bei den Forschenden
über den Gegenstandsbereich der Forschung vorhanden ist. Je stärker die Theorie-
orientierung, je umfangreicher das Vorwissen, je gezielter die Fragen und je genauer
die eventuell bereits vorhandenen Hypothesen, desto eher wird man bereits vor der
Auswertung der erhobenen Daten Kategorien bilden können. (Kuckartz, 2016, S. 63)

Die Kategorien wurden induktiv, d.h. direkt am empirischen Material, auf Basis der
sechsstufigen Guideline von Kuckartz (2016, Kap. 4.2.3) gebildet. In einem ersten Schritt
wurde das Ziel der Kategorienbildung aufgrund der Forschungsfrage bestimmt. Das Ziel der
Studie war explorativ und deskriptiv. Es wurde untersucht, wie praktikabel der Einsatz eines
solchen Sensors bei Kindern und Jugendlichen ist. Dabei ging es um die Einschätzungen und
Erfahrungen der professionell Pflegenden basierend auf deren Umgang mit dem Sensor und
den Beobachtungen im klinischen Alltag während der Testphase.

Aufgrund des Ziels und der Forschungsfragen wurde sich im nächsten Schritt für eine Kombination von thematischen Kategorien und natürlichen Kategorien, sogenannten In-vivo-Codes, entschieden. Aufbauend auf der initiierenden Textarbeit wurde das Datenmaterial der ersten Gruppendiskussion erneut gesichtet und die Codiereinheiten festgelegt. Aufgrund der Länge der Redebeiträge, die von kurzen Statements bis hin zu langen Passagen reichten, wurde festgelegt, dass sowohl einzelne Wörter als auch zusammenhängende Sinneinheiten, die mitunter aus einem kompletten Redebeitrag bestanden, kodiert werden.

Mit den so gesetzten Regeln wurde das Datenmaterial der ersten Gruppendiskussion gesichtet und relevante Textstellen mindestens einem Code zugeordnet. Dabei wurde entweder ein neuer Code vergeben oder ein bereits bestehender Code genutzt. Bei dieser ersten Codebildung wurden die Themen schnell vergeben, meist wurde sich an Begriffen im Text orientiert oder die Textstelle wurde als In-vivo-Code übernommen. Tabelle 3 zeigt Beispiele der Codierung. Neben dem Code steht die codierte Textstelle sowie deren Absatzanfang und -ende im Text. Insgesamt wurden in diesem ersten Durchgang 60 Codes erstellt. Eine Gesamtübersicht der gebildeten Codes, chronologisch sortiert, zeigt Anhang A 6.

Tabelle 3: Beispiel Codierung

Code	Textstelle	Anfang	Ende
Sensorgröße	Ich fand den Sensor zu groß für unsere Kinder	6	6
Sensor schwer einzusetzen	Der war sehr schwer einzusetzen	6	6
Sitz	Hielt schwer im Ohr (.ähm..) is auch immer wieder rausgefallen	6	6
Gestörter Schlaf	Die hatten teilweise nen gestörten Schlaf oder aber eben das sie sagten Mensch ich hab mich nicht getraut umzudrehen, weil ich dann auf dem Ding liege oder es ist dann rausgefallen.	6	6
Geschützte Umgebung	Das ich das Gefühl hab die Kinder haben hier zum großen Teil nur mitgemacht weil's in ner geschützten Umgebung (Gruppe: Zustimmendes Nicken) war, wo wo sie eben auch ein Helm tragen können oder wo sie einfach dadurch nicht so auffallen und (äh) wo ich mir wirklich überhaupt nicht sicher bin, auch wenn sie es teilweise so mit Mama und Papa zusammen ausgefüllt haben, ob sie's draußen tragen würden, sondern eher so um die Ecke und dann wieder rausgenommen und in die Tasche gesteckt vielleicht also viele fanden echt zu auffällig.	6	6

Anschließend erfolgte die Systematisierung und Organisation des Kategoriensystems. Dazu wurden in einem ersten Schritt „ähnliche Kategorien ... zusammengefasst ... und ggf. zu einer allgemeineren Kategorie gebündelt" (Kuckartz, 2016, S. 85). Beispielhaft zeigt Tabelle 4 eine solche Bündelung an der zusammenfassenden Kategorie Auffälligkeit. Anhang A 7 liefert eine Übersicht aller zusammengefassten Kategorien.

Tabelle 4: Beispiel Zusammenfassung der Codes zur Kategorie

Code	Zusammenfassende Kategorie
Haare über die Ohren gezogen	Auffälligkeit
Im Leben würd ich den nicht tragen	Auffälligkeit
Jungs eher als Mädchen	Auffälligkeit
Stigma	Auffälligkeit
Zu Hause oder draußen wegen Auffälligkeit nicht tragen	Auffälligkeit
Sensor zu auffällig	Auffälligkeit

Im nächsten Schritt wurden die Hauptkategorien gebildet, unter die die zusammengefassten Kategorien subsumiert werden konnten. Bei der Bildung wurde das Tool Creative Coding von MaxQDA genutzt, das einerseits das freie Anordnen der bestehenden Kategorien als auch das Erstellen neuer Kategorien und die Verknüpfung der Kategorien untereinander ermöglicht. In der Folge wurden die vier Hauptkategorien Akzeptanz, Sensorsystem, Emotionales Erleben und Nutzen definiert. Jeder Hauptkategorie wurden die bis dahin enthaltenen Kategorien zugeordnet, was durch die Pfeile zwischen diesen symbolisiert wird (Abb. 6). Tabelle 5 zeigt aufgrund welcher Überlegungen diese Zuordnung erfolgte. Das so entstandene Kategoriensystem diente als Ausgangspunkt für die Codierung des restlichen Datenmaterials, „was aber nicht bedeutet, dass es ein für allemal fixiert und unveränderlich ist" (Kuckartz, 2016, S. 85). Das Bearbeiten des restlichen Datenmaterials kann mitunter zu Erweiterungen oder Zusammenfassungen des Kategoriensystems führen.

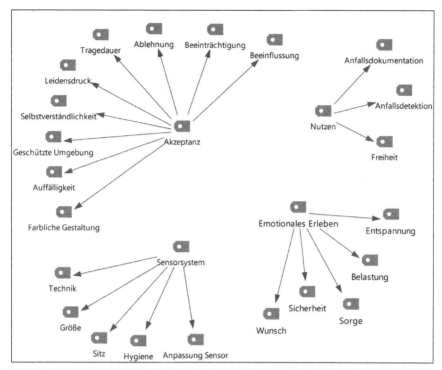

Abbildung 6: Gebildete Hauptkategorien und dazugehörige vorläufige Kategorien

Tabelle 5: Beschreibung der Hauptkategorien

Hauptkategorie	Beschreibung
Akzeptanz	Umfasst Aspekte, die einen Einfluss auf die Akzeptanz zur Nutzung des Sensors haben.
Sensorsystem	Umfasst die technischen Merkmale des Sensors und Aspekte in der Handhabung.
Emotionales Erleben	Codes, die die Emotionen/Psyche der Betroffenen/Angehörigen und die Krankheitsbewältigung betreffen.
Nutzen	Umfasst den Nutzen des Sensors für die Therapie sowie für die Alltags- und Krankheitsbewältigung.

3. Codieren des gesamten Materials mit den Hauptkategorien und Zusammenführen der codierten Textstellen

Nach der Festlegung der Kategorien wurde das restliche Datenmaterial bearbeitet. Dabei wurden relevante Textstellen mit den bestehenden Hauptkategorien codiert. „Bei der inhaltlich strukturierenden qualitativen Inhaltsanalyse können innerhalb einer Textstelle mehrere Hauptthemen und Subthemen angesprochen sein. Folglich können einer Textstelle auch mehrere Kategorien zugeordnet werden. So codierte Textstellen können sich überlappen oder verschachtelt sein" (Kuckartz, 2016, S. 102). Dadurch, dass sich die Hauptkategorien gegenseitig bedingen bzw. ergänzen, wurden Textstellen mehrfach zugeordnet. Diese Mehrfachzuordnung ist auch darin begründet, dass nicht nur einzelne Wörter, sondern auch übergreifende Textpassagen, d.h. zusammenhängende Redebeiträge mehrerer Diskussionsteilnehmer, als eine Sinneinheit codiert wurden.

Tabelle 6: Übersicht Codes und Anzahl dazugehöriger Textstellen

Liste der Kategorien	Anzahl codierter Textstellen
Codesystem	246
Akzeptanz	59
Ablehnung	1
Auffälligkeit	14
Beeinflussung	1
Beeinträchtigung	10
Farbliche Gestaltung	3
Geschützte Umgebung	8
Leidensdruck	1
Selbstverständlichkeit	1
Tragedauer	2
Emotionales Erleben	30
Belastung	1
Entspannung	2
Sicherheit	2
Sorge	2
Wunsch	2
Nutzen	21
Anfallsdetektion	2
Anfallsdokumentation	3
Freiheit	1
Sensorsystem	49
Anpassung Sensor	3
Größe	7
Hygiene	1
Sitz	10
Technik	10

Im Anschluss wurden die codierten Textstellen der vier Gruppendiskussionen zusammengeführt. Eine Übersicht der Hauptkategorien, der bis dahin untergeordneten Kategorien und die Anzahl der dazugehörigen Textstellen zeigt Tabelle 6.

4. Induktives Bestimmen von Subkategorien am Material und Codieren des gesamten Materials mit dem ausdifferenzierten Kategoriensystem

Die Phasen des Bestimmens der Subkategorien und der Codierung des gesamten Materials wurden in einem Schritt zusammengefasst. Das Bestimmen der Subkategorien erfolgte größtenteils schon in den Phasen der initiierenden Textarbeit und der Entwicklung der Hauptkategorien, in denen relevante Textstellen codiert wurden, so dass diese Kategorien als Subkategorien genutzt werden konnten. Bei der Bestimmung und Festlegung der Subkategorien wurden die bisherigen Kategorien überprüft, angepasst oder gestrichen sowie nach Bedarf neue Subkategorien erstellt. Anschließend wurden für die Subkategorien Definitionen erstellt und die zuvor den Hauptkategorien zugeordneten Textstellen den jeweiligen Subkategorien zugeordnet.

5. Analyse

Aufbauend auf das nun feststehende Kategoriensystem wurde zunächst geschaut, was die Teilnehmenden in den einzelnen Haupt- und Subkategorien äußerten. Anschließend wurde untersucht, ob innerhalb und zwischen den Haupt- und Subkategorien Zusammenhänge bestehen. Diese wurden identifiziert und mit entsprechenden Textstellen belegt.

5.3.5 Gütekriterien qualitativer Forschung

„Um die Qualität des Weges zur wissenschaftlichen Erkenntnisgewinnung durch bestimmte Methoden feststellen zu können, sind generelle Kriterien nötig, die die verschiedenen Aspekte aller Methoden vor einem bestimmten wissenschaftstheoretischen Hintergrund erfassen und untereinander vergleichbar machen" (Lamnek, 2010, S. 127). Dies gilt auch für qualitative Forschung.

In qualitativen Forschungskreisen wird die Diskussion um die Gütekriterien teilweise kontrovers diskutiert (Döring & Bortz, 2016; Kuckartz, 2016; Lamnek, 2010). Dabei reicht der Diskurs von der Anwendung der klassischen Kriterien Reliabilität, Validität und Objektivität bis hin zur Ablehnung jedweder Gütekriterien für qualitative Forschungsdesigns (Döring & Bortz, 2016; Flick, 2002; Haas-Unmüßig & Schmidt, 2010; Mayring, 2002). Nachfolgend werden die Ansätze von Mayring (2002) und Lincoln und Guba (1985) vorgestellt, die in der qualitativen Forschung oft Anwendung finden.

Mayring (2002) schlägt sechs allgemeine Gütekriterien für die qualitative Forschung vor. Dabei geht er von dem Grundsatz aus, dass „die Gütekriterien ... den Methoden angemessen sein [müssen]" (Mayring, 2002, S. 142). In der *Verfahrensdokumentation* geht es darum, den Forschungsprozess genauestens zu dokumentieren und ihn so für Dritte nachvollziehbar zu machen. „Dies betrifft die Explikation des Vorverständnisses, Zusammenstellung des Analyseinstrumentariums, Durchführung und Auswertung der Datenerhebung" (ebd., S. 145). Die *Argumentative Interpretationsabsicherung* zielt darauf ab, dass „Interpretationen nicht gesetzt, sondern argumentativ begründet werden" und „die Interpretation ... in sich schlüssig sein [muss]" (ebd., S. 145). Die *Regelgeleitetheit* bedeutet, dass sich auch qualitative Forschung „an bestimmte Verfahrensregeln halten [muss], systematisch ihr Material zu bearbeiten" (ebd., S. 145-146), also eine grundsätzliche Festlegung der Analyseschritte und systematische Bearbeitung des Datenmaterials. Mit der *Nähe zum Gegenstand* ist gemeint, dass an die Alltagswelt der Teilnehmenden angeknüpft wird. Die *Kommunikative Validierung* wird erreicht, in dem die Forschungsergebnisse den Befragten vorgelegt und mit ihnen diskutiert werden. Bei der *Triangulation* geht es darum, „für die Fragestellung unterschiedliche Lösungswege zu finden und die Ergebnisse zu vergleichen. Ziel der Triangulation ist dabei nie, eine völlige Übereinstimmung zu erreichen" (ebd., S. 147-148).

Ein weiterer, in der internationalen Forschungsliteratur häufig zitierter Ansatz, sind die Gütekriterien nach Lincoln und Guba (1985) (Döring & Bortz, 2016; Haas-Unmüßig & Schmidt, 2010; Polit, Beck & Hungler, 2004). Diese fassen unter dem Begriff der Vertrauenswürdigkeit (trustworthiness) die vier Gütekriterien *Glaubwürdigkeit*, *Übertragbarkeit*, *Abhängigkeit* und *Bestätigung* zusammen. Die Glaubwürdigkeit (credibility) ist gekennzeichnet durch ein längeres Engagement (prolonged engagement), nachhaltige Beobachtung (persistent observation), die Triangulation verschiedener Daten, Methoden und Forschenden, die Nachbesprechung der Ergebnisse mit Experten (peer debriefing), die Archivierung des Datenmaterials, um es mit späteren Ergebnissen zu vergleichen (referential adequacy) und das Vorlegen der Ergebnisse den Teilnehmenden zur Überprüfung der Richtigkeit (member checking) (Döring & Bortz, 2016; Prakke & Wurster, 1999). Ein weiteres Kriterium stellt die Übertragbarkeit (transferability) dar. Dabei geht es nach Lincoln und Guba (1985) um die thick description, also die genaue Beschreibung der deskriptiven Daten, die eine Übertragung der Ergebnisse auf andere Personen oder Settings ermöglichen. Mit Abhängigkeit (dependability) meinen Lincoln und Guba (1985), dass die Forschungsergebnisse von der Zeit und dem Kontext abhängig sind und sich bei deren Veränderungen auch ändern, sog. „Meaning in context" (Leininger, 1992; zitiert nach Prakke & Wurster, 1999, S. 185). Dies erfordert eine ausführliche Beschreibung der Situation. Das letzte Kriterium ist die Bestätigung (confirmability). Hierfür soll der Forscher unvoreingenommen und offen gegenüber der Teilnehmendenperspektive sein, d.h. „die Studienergeb-

nisse sind nicht durch Vorurteile, Interessen, Perspektiven der einzelnen Forschenden bestimmt" (Döring & Bortz, 2016, S. 110). Hierfür können sog. audit trials genutzt werden, in
denen ein Mentor den Forschungsprozess begleitet, begutachtet und kritisch beurteilt.

In der vorliegenden Arbeit wurden aus beiden Ansätzen einzelne Kriterien eingesetzt.
Der von Mayring (2002) geforderten Verfahrensdokumentation und der Regelgeleitetheit sowie der Glaubwürdigkeit und Übertragbarkeit nach Lincoln und Guba (1985) wurde in den Ka-
piteln Datenerhebung (s. Kap. 5.3.3) und Datenauswertung (s. Kap. 5.3.4), u.a. durch eine
Vollerhebung im NEZ und der Darstellung des Analyseprozesses nach Kuckartz, Rechnung
getragen. Die Nähe zum Gegenstand wurde dadurch erreicht, dass alle Gruppendiskussionen
im NEZ, also dem Arbeitsplatz der Teilnehmenden und dem Ort der quantitativen Teilstudie,
durchgeführt wurden. Um der Argumentativen Interpretationsabsicherung gerecht zu werden,
wurden Interpretationen mit entsprechenden Textstellen aus den Gruppendiskussionen
belegt.

Eine kommunikative Validierung bzw. das member checking konnte aufgrund der be-
grenzten Zeit des Forschungsprojektes nicht stattfinden. Eine Vorstellung der Ergebnisse im
NEZ wird beabsichtigt, sofern Interesse seitens der Teilnehmenden besteht.

5.4 Quantitativer Studienteil

Zur Beantwortung der Frage nach den Erwartungen und Erfahrungen der Kinder, Jugendlichen
und deren Eltern wurde ein quantitatives Design gewählt. Als Methode zur Datenerhebung
wurden standardisierte Fragebögen aus dem Projekt EPItect eingesetzt. Durch den Einsatz
der Fragebögen konnte einerseits eine große Stichprobe befragt werden, um ein möglichst
geschlossenes Bild einer Gruppe zu erhalten und andererseits wurde eine bessere Vergleichbarkeit mit den anderen Evaluationen in dem Gesamtprojekt ermöglicht.

5.4.1 Datenerhebung

Die Erfassung der Erwartungen und Erfahrungen mit dem In-Ohr-Sensor erfolgte in zwei
Kohorten in einem Pre-/Posttest-Design ohne Kontrollgruppe. In der 1. Kohorte sollten die
Teilnehmer den In-Ohr-Sensor jeweils drei Stunden vormittags, nachmittags und nachts für
die Dauer von drei Tagen tragen. Diese Kohorte diente auch der Überprüfung, ob das Tragen
eines In-Ohr-Sensors grundsätzlich von Kindern und Jugendlichen toleriert würde und eine
zweite Testphase sinnvoll erscheint. In der 2. Kohorte wurde die Tragedauer des Sensors auf
24 Stunden täglich für die Dauer von drei bis fünf Tagen erhöht.

Vor der Testung des Sensors erhielten die Teilnehmer durch die Studienassistentin, oder im Falle ihrer Abwesenheit durch eine andere Mitarbeiterin im NEZ, den Pretest-Fragebogen und im Anschluss an die Testung den Posttest-Fragebogen. Sowohl die Kinder und Jugendlichen als auch deren Eltern konnten die Fragebögen ausfüllen, so dass bei einer avisierten Teilnehmerzahl von n = 60 maximal 120 Fragebögen vorliegen würden.

5.4.2 Stichprobe

Der Feldzugang für den quantitativen Studienteil erfolgte wie im qualitativen Teil über das NEZ. Da im NEZ Kinder und Jugendliche mit epileptischer Erkrankung (teil-)stationär behandelt werden, ermöglichte dies einen Zugriff auf potentielle Teilnehmer für die Befragung.

Bedingt durch die temporäre Begrenzung der Studie (Abschluss bis 28.02.2018), das Patientenaufkommen im NEZ und der Tatsache, dass ein solcher In-Ohr-Sensor im Kindes- und Jugendbereich noch nicht getestet wurde, wurde mit der ärztlichen Leitung des NEZ eine avisierte Teilnehmerzahl von n = 60, aufgeteilt in 2 Kohorten zu je n = 30, festgelegt.

Als potentielle Studienteilnehmer kamen Kinder und Jugendliche in Betracht, die älter als sechs Jahre waren und ihre Empfindungen beim Tragen des Sensors einschätzen und verbal mitteilen konnten. Eine Übersicht über die Ein- und Ausschlusskriterien zeigt Tabelle 7. Die Auswahl der Teilnehmer erfolgte ad-hoc durch die ärztliche Leitung und die Studienassistentin im NEZ anhand der Ein- und Ausschlusskriterien. Alle Teilnehmenden wurden im Vorfeld über den Verlauf und das Ziel der Studie aufgeklärt und Einwilligungserklärungen wurden eingeholt (siehe auch Ethische Diskussion, Kap. 5.1).

Tabelle 7: Ein-/Ausschlusskriterien Studienteilnehmer Kinder und Jugendliche

Einschlusskriterien

- Kinder & Jugendliche > 6 Jahre
- Diagnostizierte Epilepsie
- Patient kann Empfindungen beim Tragen des Ohrsensors einschätzen und mitteilen (nach Einschätzung durch Eltern und Personal)

Ausschlusskriterien

- Kinder < 6 Jahre
- keine diagnostizierte Epilepsie
- bekannte psychogene Krampfanfälle
- keine verbalen Äußerungen möglich
- kognitive Einschränkungen, die die Beurteilung des Ohrsensors unzuverlässig bzw. unmöglich machen (nach Einschätzung durch Eltern und Personal)

In die 1. Kohorte konnten 16 Kinder und Jugendliche eingeschlossen werden, 14 potentielle Teilnehmer lehnten eine Teilnahme ab. Bei der Berechnung des Alters der Kinder und der Dauer der Epilepsie wurde bei Vorliegen von zwei Fragebögen, also der Eltern und Kinder, nur ein Wert genutzt. Das durchschnittliche Alter der Teilnehmer betrug 11,75 Jahre (n = 16) und die durchschnittliche Dauer der Epilepsieerkrankung 5,60 Jahre (n = 10). Eine Übersicht der soziodemographischen Daten der 1. Kohorte zeigt Tabelle 8.

Tabelle 8: Soziodemographische Daten 1. Kohorte

	n (%)	M (SD)	Mo (Range)
Geschlecht (n=16)			
Männlich	12 (75)		
Weiblich	4 (25)		
Alter (Jahre; n=16)		11,75 (2,29)	12 (8 - 17)
8	1 (6,3)		
9	1 (6,3)		
10	2 (12,5)		
11	4 (25)		
12	5 (31,3)		
15	2 (12,5)		
17	1 (6,3)		
Schule (n=16)			
Grundschule	3 (18,8)		
Haupt-/Realschule	8 (50)		
Gymnasium	1 (6,3)		
Förder-/Sonderschule	4 (25)		
Dauer Epilepsie (Jahre; n=10)		5,60 (2,84)	3 (2 – 10)
2	1 (10)		
3	3 (30)		
5	1 (10)		
6	1 (10)		
7	1 (10)		
8	1 (10)		
9	1 (10)		
10	1 (10)		

Anmerkungen: n = Anzahl absolut; % = Anzahl prozentual; M = Mittelwert; SD = Standardabweichung; Mo = Modalwert

Nach Abschluss der 1. Kohorte wurde aufgrund des Patientenaufkommens, der Anzahl der zur Verfügung stehenden Testgeräte und der verbleibenden Zeit zur Durchführung der Studie in Absprache mit der ärztlichen Leitung des NEZ die avisierte Teilnehmerzahl für die 2. Kohorte auf n = 15 reduziert.

Fünf potentielle Teilnehmer lehnten eine Teilnahme ab, so dass zehn Kinder und Jugendliche in die 2. Kohorte eingeschlossen wurden. Das durchschnittliche Alter lag bei 12,8 Jahren (n = 10) und die durchschnittliche Dauer der Epilepsieerkrankung bei 6,78 Jahren (n = 9). Eine Übersicht über die soziodemographischen Daten der 2. Kohorte enthält Tabelle 9.

Tabelle 9: Soziodemographische Daten 2. Kohorte

	n (%)	M (SD)	Mo (Range)
Geschlecht (n=10)			
Männlich	4 (40)		
Weiblich	6 (60)		
Alter (Jahre; n=10)		12,8 (2,90)	ª (9 – 17)
9	1 (10)		
10	2 (20)		
11	1 (10)		
12	1 (10)		
13	1 (10)		
14	1 (10)		
15	1 (10)		
17	2 (20)		
Schule (n=10)			
Grundschule	2 (20)		
Haupt-/Realschule	4 (40)		
Gesamtschule	1 (10)		
Gymnasium	0		
Berufsschule	1 (10)		
Förder-/Sonderschule	2 (20)		
Epilepsiedauer (Jahre; n=9)		6,78 (4,26)	4 (2 – 14)
2	1 (10)		
3	1 (10)		
4	2 (20)		
5	1 (10)		
7	1 (10)		
10	1 (10)		
12	1 (10)		
14	1 (10)		

Anmerkungen:
ª Der Modalwert für das Alter ist doppelt belegt (10, 17)
n = Anzahl absolut; % = Anzahl prozentual; M = Mittelwert; SD = Standardabweichung;
Mo = Modalwert

Insgesamt konnten 26 Kinder und Jugendliche mit einem Durchschnittsalter von 12,15 Jahren und einer durchschnittlichen Dauer der Epilepsieerkrankung von 6,16 Jahren (n = 19) in die Studie eingeschlossen werden. Eine Gesamtübersicht der soziodemographischen Daten der Studienteilnehmer zeigt Tabelle 10.

Tabelle 10: Soziodemographische Daten gesamt

	n (%)	M (SD)	Mo (Range)
Geschlecht (n=26)			
männlich	16 (61,54)		
weiblich	10 (38,46)		
Alter (Jahre; n=26)		12,15 (2,54)	12 (8 – 17)
8	1 (3,85)		
9	2 (7,69)		
10	4 (15,38)		
11	5 (19,23)		
12	6 (23,08)		
13	1 (3,85)		
14	1 (3,85)		
15	3 (11,54)		
17	3 (11,54)		
Schule (n=26)			
Grundschule	5 (19,23)		
Haupt-/Realschule	12 (46,15)		
Gesamtschule	1 (3,85)		
Gymnasium	1 (3,85)		
Berufsschule	1 (3,85)		
Förder-/Sonderschule	6 (23,08)		
Epilepsiedauer (Jahre; n=19)		6,16 (3,53)	3 (2 – 14)
2	2 (10,53)		
3	4 (21,05)		
4	2 (10,53)		
5	2 (10,53)		
6	1 (5,26)		
7	2 (10,53)		
8	1 (5,26)		
9	1 (5,26)		
10	2 (10,53)		
12	1 (5,26)		
14	1 (5,26)		

Anmerkungen: n = Anzahl absolut; % = Anzahl prozentual; M = Mittelwert; SD = Standardabweichung; Mo = Modalwert

5.4.3 Fragebögen

Die eingesetzten Fragebögen, ein Pretest-Fragebogen zur Erfassung der Erwartungen und ein Posttest-Fragebogen zu den Erfahrungen mit dem Sensor, basierten auf den Fragebögen, die durch Mitarbeiter des Universitätsklinikums Bonn im Projekt EPItect entwickelt wurden. Grundlage für die Fragebögen war eine Vorabbefragung von Betroffenen, Angehörigen und professionell Pflegenden in den Universitätskliniken Bonn und Kiel zu Beginn des Projekts EPItect.

Da diese Fragebögen an Erwachsene gerichtet waren, wurden sie für die Befragung von Kindern und Jugendlichen im NEZ angepasst. Insgesamt kamen vier Fragebögen zum Einsatz: Jeweils ein Pretest- und Posttestfragebogen für die teilnehmenden Kinder und Jugendlichen (Anhang A 8, A 9) sowie deren Eltern (Anhang A 10, A 11).

Aus den ursprünglichen Pretest-Fragebögen wurden die Fragen zu den soziodemographischen Daten der Eltern entfernt, weil sie nach Ansicht des Autors zu keinem Erkenntnisgewinn geführt hätten.

Für die Kinder und Jugendlichen wurde der Pretest-Fragebogen hinsichtlich der Anrede „Du" geändert. Des Weiteren wurde der Pretest-Fragebogen wie folgt geändert:

- Frage 2 wurde aus Gründen der Übersichtlichkeit in zwei Fragen aufgeteilt.

- Die Fragen 4 und 5 wurden getauscht, so dass zuerst konkrete Fragen gestellt wurden, bevor die allgemeinen Erwartungen erfragt wurden.

- In Frage 7 wurde die Likert-Skala entfernt, weil es ausreichend erschien, ein positives oder negatives Votum mit einer Begründung zu erhalten.

- In Frage 7.2 wurden aufgrund des Fragewortes „Wann" die räumlichen durch zeitliche Antwortmöglichkeiten ersetzt.

Neben der Anrede in dem Posttest-Fragebogen für Kinder und Jugendliche wurden folgende Änderungen vorgenommen:

- Unter dem Punkt „Tragekomfort und Hygiene" wurde Frage 4 an Position 6 verschoben. Diese Frage betrifft nur Brillenträger und wurde daher aus Übersichtlichkeit ans Ende des Fragenkomplexes gestellt.

- Im Komplex „Übertragbarkeit auf den Alltag" wurde in Frage 3 die Likert-Skala entfernt, weil es ausreichend erschien, ein positives oder negatives Votum mit einer Begründung zu erhalten.

- In Frage 3.2 wurden aufgrund des Fragewortes „Wann" die räumlichen durch zeitliche Antwortmöglichkeiten ersetzt.

- In Frage 4 wurden die Antworten „Ja, weil" und „Nein, weil" durch die Frage „Warum" ersetzt. Aufgrund der vorgestellten Abfrage mittels Likert-Skala schien eine Begründung ausreichend.

Im Anschluss an die Testphase der 1. Kohorte wurden die Erfahrungen bzgl. der eingesetzten Fragebögen evaluiert. Hierzu fanden einerseits Gespräche mit der ärztlichen Leitung sowie der Studienassistentin im NEZ statt und andererseits wurden Erkenntnisse aus den Gruppendiskussionen genutzt. Es zeigte sich, dass die Fragen für einige Teilnehmer schwer verständlich waren und die Likert-Skalen zu Irritationen führten. Daraufhin wurden die Fragebögen für die Kinder und Jugendlichen der 2. Kohorte sprachlich vereinfacht. Dabei wurde darauf geachtet, dass die ursprüngliche Bedeutung der jeweiligen Frage nicht verändert wurde, um eine Vergleichbarkeit mit den Antworten der Fragebögen aus der 1. Kohorte zu erhalten.

Im Pretest-Fragebogen für die 2. Kohorte wurden die Fragen 1.1 bis 1.4, 2, 3, 4 und 6 umgeschrieben. Im Posttest-Fragebogen wurden die Likert-Skalen mit Smileys ergänzt, um den Teilnehmern eine positive bzw. negative Zuordnung zu erleichtern. Zudem wurden die Eingangsfrage, in der Kategorie Aussehen des Sensors die Fragen 1 und 3, in der Kategorie Tragekomfort die Frage 2, in der Kategorie subjektives Empfinden die Frage 3 und in der Kategorie Technik und Handhabung die Frage 2 geändert. Des Weiteren wurde die Abschlussfrage nach der Bewertung des Sensors um den Passus *Bitte ankreuzen* ergänzt.

5.4.4 Datenauswertung

Für fehlende Werte im Fragebogen wurde der Wert *999* vergeben. Bei Fragen, z.B. nach der Anzahl der epileptischen Anfälle, wurden *Striche* mit 0 bewertet. Zur besseren Analyse der offenen Fragen wurden die Antworten, sofern sinnvoll, in gemeinsame Begriffe überführt. Eine Übersicht der codierten Antworten aus den Pre- und Posttest-Fragebögen zeigen die Anhänge A 12 und A 13.

Neben einer Gesamtbetrachtung der Antworten wurden auch die Kinder und Eltern getrennt voneinander ausgewertet, um mögliche Unterschiede in den Erwartungen und Erfahrungen der beiden Gruppen zu untersuchen. Des Weiteren erfolgte eine getrennte Analyse der beiden Kohorten hinsichtlich der Erfahrungen, weil die Tragedauer des In-Ohr-Sensors einen Einfluss auf die Erfahrungen haben könnte.

Die Daten wurden deskriptiv mittels SPSS® Statistics®, Version 24.0.0.0 und Microsoft Excel 2010® ausgewertet. Für die soziodemographischen Daten wurden die absoluten und prozentualen Häufigkeiten, das arithmetische Mittel, der Modalwert, die Standardabweichung und die Range berechnet. Bei den offenen Fragen wurden die Antworthäufigkeiten entsprechend der vorgenommenen Codierungen berechnet. Im Posttestfragebogen wurde zur Überprüfung, ob es einen Unterschied zwischen Kindern und Eltern sowie zwischen der 1. und 2. Kohorte hinsichtlich der Erfahrungen gab, für die ordinalskalierten Items Aussehen, Tragekomfort und Hygiene, Weiterempfehlung sowie Bewertung des Sensors der Mann-Whitney-U-Test durchgeführt. Das Signifikanzniveau wurde bei $\alpha = 0,05$ festgelegt.

Aufgrund der Teilnahmeablehnungen konnten in die 1. Kohorte 16 Teilnehmer eingeschlossen werden. 16 Eltern und 12 Kinder füllten den Pretest-Fragebogen und 7 Eltern und 12 Kinder den Posttest-Fragebogen aus. In der 2. Kohorte konnten 10 Teilnehmer eingeschlossen werden. Neun Eltern und 10 Kinder füllten den Pretest-Fragebogen und 3 Eltern und 7 Kinder den Posttest-Fragebogen aus. Insgesamt lagen 47 Pretest-Fragebögen und 29 Posttest-Fragebögen für die Auswertung vor. Bei 3 Teilnehmern fehlten sowohl von den Kindern als auch den Eltern die Posttest-Fragebögen.

Ausgehend von 26 Teilnehmern und jeweils 52 Pre- und Posttest-Fragebögen betrug die Rücklaufquote der Pretest-Fragebögen insgesamt 71,15 % und der Posttest-Fragebögen 55,77 %. Betrachtet man die Kinder im Vergleich zu den Eltern lagen die Rücklaufquoten für die Pretest-Fragebögen bei 84,61 % zu 96,15 % und für die Posttest-Fragebögen bei 73,08 % zu 38,46 %.

6 Ergebnisse

Das folgende Kapitel beschreibt zunächst die Ergebnisse aus den Fokusgruppen zur Praktikabilität und den Auswirkungen des Sensors auf den klinischen Alltag. Anschließend werden die Erwartungen und Erfahrungen der Kinder und Jugendlichen sowie deren Eltern dargestellt.

6.1 Ergebnisse qualitativer Studienteil

Bei der genutzten Methode zur Inhaltsanalyse wurden Haupt- und Subkategorien gebildet. Im vorliegenden Fall geschah diese Kategorienbildung am Material (si. Kap. 5.3.4). Das so entstandene Kategoriensystem (Tab. 11) diente der weiteren Analyse der Gruppendiskussionen. Eine Übersicht aller Kategorien mit beispielhaften Textstellen zeigt Anhang A 14. Die Inhalte der Gruppendiskussionen lassen sich in die vier Hauptkategorien Akzeptanz, Emotionales Erleben, Nutzen und Sensorsystem zusammenfassen. Ausgehend von der Kategorie Sensorsystem werden darauf aufbauend die anderen Kategorien dargestellt. Dabei werden sowohl die Ergebnisse der einzelnen Haupt- und Subkategorien als auch die Beziehungen und Einflüsse innerhalb und zwischen den Kategorien beschrieben. Für die Verweise auf die Textstellen wurden die Absatznummern, entsprechend der Einstellung in MaxQDA, genutzt. Zur besseren Lesbarkeit der Äußerungen der Diskussionsteilnehmer wurden diese in *Kursivschrift* gesetzt.

© Springer Fachmedien Wiesbaden GmbH, ein Teil von Springer Nature 2019
J. Riede, *Sensorische Anfallsdetektion bei Epilepsie*, Best of
Pflege, https://doi.org/10.1007/978-3-658-24856-7_6

Tabelle 11: Codebuch: Haupt- und Subkategorien mit Definitionen

Hauptkategorie	Subkategorie	Definition
Akzeptanz		Umfasst Aspekte, die einen Einfluss auf die Akzeptanz zur Nutzung des Sensors haben.
	Anfallsart und -frequenz	Beschreibt, wie Anfallsart und -frequenz die Akzeptanz beeinflussen.
	Auffälligkeit	Umfasst die Auffälligkeit des Sensors und damit verbunden das Empfinden der Kinder.
	Beeinflussung	Einwirken der Angehörigen zum Tragen des Sensors.
	Beeinträchtigung	Mögliche Beeinträchtigungen bzw. Störungen der Kinder in ihrem Alltag durch das Tragen des Sensors.
	Geschützte Umgebung	Beschreibt das Tragen des Sensors in der geschützten Umgebung Krankenhaus oder zu Hause.
Emotionales Erleben		Emotionen und Psyche der Betroffenen und Angehörigen sowie die Krankheitsbewältigung.
	Krankheitsbewältigung	Die Auseinandersetzung mit der Krankheit und das Tragen des Sensors.
	Be- und Entlastung	Belastende und entlastende Faktoren der Epilepsie und eines Detektionssystems.
Nutzen		Umfasst den Nutzen des Sensors für die Therapie sowie für die Alltags- und Krankheitsbewältigung.
	Anfallsdetektion	Nutzen einer automatisierten Anfallsdetektion.
	Anfallsdokumentation	Nutzen einer automatisierten Anfallsdokumentation.
	Freiheit	Nutzen des Sensors für den Alltag der Kinder und deren Entwicklung.
Sensorsystem		Umfasst die technischen Merkmale des Sensors und Aspekte in der Handhabung.
	Fehlalarm	Äußerungen der Teilnehmer bzgl. tolerierbarer Fehlalarme des Sensors.
	Größe	Die Größe des Sensors und dessen Auswirkungen.
	Hygiene	Umfasst hygienische Aspekte beim Sensor.
	Sensorgestaltung	Äußere Gestaltung des Sensors.
	Sitz	Sitz und Halt des Sensors
	Technik	Umfasst technische Aspekte des Sensors und Handys.

6.1.1 Sensorsystem

In die Kategorie Sensorsystem wurden Äußerungen der Teilnehmenden aufgenommen, die sich auf die technischen und haptischen Merkmale des In-Ohr-Sensors bezogen. Neben den in der Testphase gemachten Erfahrungen zur Sensorgestaltung, Größe, Hygiene, Sitz und der bis zu diesem Zeitpunkt eingesetzten Technik im Sensor und Smartphone wurde auch das Thema Fehlalarme diskutiert.

Alle Teilnehmenden fanden den Sensor grundsätzlich zu groß. Auch bei größeren Kindern wurden die kleinsten Sensoren eingesetzt. *„Die ganz großen haben wir gar nicht erst eingesetzt und wir haben eigentlich auch bis auf eine Ausnahme immer S eingesetzt"* (Cf: 22, Fokusgruppe 05.10.). Nicht nur der im äußeren Gehörgang befindliche Teil des Sensors, auch der Teil hinter dem Ohr wurde als zu groß empfunden. *„Ja schon also für unterschiedlich große Kinder aber wie gesagt so selber dieses ähm ja technische Teil praktisch hinterm Ohr das ist ja so das war dann schon recht groß"* (Sf: 9, Fokusgruppe 09.10.).

Neben der Größe äußerten die Teilnehmer, dass es weitere Gestaltungsmöglichkeiten geben sollte. Dabei ging es insbesondere um die farbliche Gestaltung des Sensors.

Also ich denke auch so das hatten wir ja schon mal drüber gesprochen das ähm die Hörgeräte mittlerweile ja so dezent ähm gearbeitet verarbeitet sind das man das eben halt kaum erkennt außer wenn man ganz nah eben halt das am Ohr sieht so oh der trägt ja ein Hörgerät also dass das eben halt diese schwarze Farbe die ist so extrem auffällig dass das ne das da irgendwie glaub ich von der Farbe einfach was hier gemacht werden müsste dass das eben halt nicht so auffällt ich mein die haben ab nem gewissen [Sf: Jaja und das trägt ja auch sehr auf] ne von den Größeren zumindest und ähm hier so die ähm hier etwas Jüngeren könnt ich mir auch vorstellen das ist ja auch bei den Hörgeräten so, dass die so'n bisschen irgendwie was buntes oder irgendwie ne andere Farbe ne irgendwas netteres [Qf: Glitzer] Ja zum Beispiel ne [Qf: Ja für so junge Mädels] Ja so ne so Einhornmäßig (lacht). (Of, Sf, Qf: 21, Fokusgruppe 09.10.)

Ebenso wurde der Sitz des Sensors, also sowohl das Einsetzen des Sensors als auch dessen Halt im Ohr, als nicht optimal empfunden.

Ja ich was ich immer mitgekriegt hab das der Einbau halt recht schwierig war manchmal weil die Ohren sind mal kleiner mal größer und man hatte irgendwie immer das Gefühl der Sensor sitzt nicht richtig das man immer das grüne Licht irgendwie noch gesehen hat dann nochmal gedreht hat dann nochmal gefummelt hat und das natürlich irgendwie für beide Seiten für die Patienten und auch für uns irgendwie wirklich nervig schon ein bisschen war weil ne der Patient musste still halten die ganze Zeit und wir mussten gucken das es sitzt und nachher kommt dann die Rückmeldung das ist doch wieder rausgefallen und das ist halt irgendwie so'n bisschen (atmet aus) ja. (Nf: 15, Fokusgruppe 06.10.)

Aufgrund des Aufbaus des Sensors und des Sitzes im äußeren Gehörgang wurden zudem hygienische Bedenken geäußert.

Eins hatte hätte ich noch äh ich fand es hygienisch so mäßig prickelnd mit diesem Hütchen da war dann vorne is ja so'n Loch da drin da sammelten sich dann so (.) [Af: Ja es war auch schwierig zu reinigen] Cf: Genau es war schwierig zu reinigen [Af: fand ich sehr schwierig ja]. (Cf, Af: 189-191, Fokusgruppe 05.10.)

Des Weiteren scheinen die technischen Probleme *„einfach noch zu groß [zu sein] um es [den Sensor] irgendwie reell anwenden zu können"* (Cf: 8, Fokusgruppe 05.10.). Generell führte die Technik des Sensors bei den professionell Pflegenden während des klinischen All-tags zu Problemen. Dies betraf sowohl das Ein- und Ausschalten des Sensors als auch die Bedienung des Smartphones. Diesbezüglich wurden auch Bedenken geäußert, dass es für einige Kinder zu kompliziert sein könnte.

Und da war meistens das Problem das du dieses blöde Handy nicht angekriegt hast das es dann äh entweder funktionierte der der Sensor nicht das du den nicht angekriegt hast oder umgekehrt das du das Handy dann nicht angekriegt oder das Handy dann irgendwann ausgegangen ist und du dann äh das wiederum nicht in Gang gekriegt hast. (Jf: 13, Fokusgruppe 06.10.)

Ich hatte das einmal im Nachtdienst und da war ich froh dass das n großer fitter Patient war also mit dem hab ich das zusammen eingestellt weil ich fand das schon auch relativ kompliziert also ich stell es mir zumindest auch wenn das jetzt Kinder oder Jugendliche selber machen sollen für einige n bisschen zu kompliziert vor also zu viele Schritte die man irgendwie eingeben muss. (Qf: 5, Fokusgruppe 09.10.)

Ein weiteres Thema waren Fehlalarme, die durch die Sensorik ausgelöst werden könn-ten. Die Meinungen reichten hier von vier Fehlalarmen pro Jahr bis hin zu zwei Fehlalarmen am Tag. Bedenken wurde insbesondere dahingehend geäußert, dass Fehlalarme einerseits einen Einfluss auf die psychische Situation der Eltern haben könnten und andererseits die ärztliche Therapie beeinflussen könnten.

*Und wenn das dann wiederum in die die Entscheidung der Ärzte mit einfließt wie hoch
ist die Anfallsfrequenz [Vf: (Zustimmung)] das Gerät hat ständig Fehlalarme die aufgezeichnet werden dann dann wird am Medikamentenschlüssel gedreht sozusagen [Yf:
also das muss schon funktionieren ne] das heißt das hätte ja auch richtig richtig dra-
matische Konsequenzen [Vf: ja] dann letztendlich.* (Wf, Vf, Yf: 168, Fokusgruppe
10.10.)

6.1.2 Nutzen

Der Nutzen des Sensors wird in den Bereichen Anfallsdetektion, Anfallsdokumentation und in
der Freiheit der Betroffenen gesehen. Eine korrekte Anfallsdetektion und -dokumentation führen zu mehr Sicherheit bei den Beteiligten, weil die betroffenen Kinder nicht im ständigen Fokus der informell und professionell Pflegenden stünden.

*Ja aber auf alle Fälle ich mein allein schon wenn mal ein Kind bei uns auf Toilette geht
dann ist man immer schon so oh ich seh's ja jetzt nicht muss ich jetzt auch noch mal
mit hin muss ich auf dem Flur mal gucken wann kommt er zurück also man ist ja ständig
auf halb acht und grade auf unserer Station sind dann mehrere von diesen Kindern wo
man drauf achten muss bei uns ist immer jemand im Stationszimmer am besten immer
vor'm Monitor einer sollte immer da sitzen um irgendwie was mitzubekommen oder
taucht ein Kind nicht mehr auf ist es vielleicht irgendwie auf Toilette nicht zurück gekommen also natürlich weil dann hat man immer ein bisschen mehr Sicherheit und
weiß man kann sich ein bisschen entspannen und alles ein bisschen ruhiger angehen
lassen.* (Xf: 178, Fokusgruppe 10.10.)

Genauso wie bei den Eltern das ist eigentlich der gleiche Effekt dann ne [Yf: ja] [Xf: ja].
(Vf, Yf, Xf: 179, Fokusgruppe 10.10.)

Auch die Eltern geben in Gesprächen mit den professionell Pflegenden an, dass sie
sich eine korrekte Anfallsdetektion erhoffen.

*Mir hat ne Mutter im Entlassungsgespräch gegenüber auch erwähnt das sie gesagt hat
(unv.) oh sie setzt ganz viel Hoffnung darauf weil das ja ganz toll ist und da erhofft sie
sich wirklich auch ne gute Anfallsdetektion. So das war so eine Rückmeldung die ich
gekriegt hab dahingehend.* (Lf: 19, Fokusgruppe 06.10.)

Daneben würde eine korrekte Anfallsdokumentation den Angehörigen mehr Sicherheit
geben, was ein epileptischer Anfall ist und was nicht, insbesondere dann, wenn das Kind nicht
mit den Eltern unterwegs ist, sondern sich z.B. in der Schule aufhält.

Aber da war eben schon der Ein der Tenor aller Eltern deren Kinder anfallsfrei sind und die das einfach von der Anfangszeit anders kannten, Mensch wär das Klasse gewesen, wenn es damals sowas gegeben hätte. In der Anfangszeit, wenn die Kinder, was wär das schön oder wenn die Kinder halt aus der Schule kommen und sagen um zehn ging's mir eben irgendwie war's komisch oder die Lehrerin sagt dann, ihr Kind war heute auffällig oder im Kindergarten und wo die Eltern sagen, Mensch und dann zu wissen über so ne Technik, da war tatsächlich was oder es war halt eben nichts. Das ganz ganz oft Situationen einfach immer auf die Epilepsie geschoben werden, wenn die sich eben mal anders verhalten, wenn die schlechter drauf sind oder müde sind, ist es ne Absence oder nicht und dann, wenn das dann so einen Sensor gebe wie toll wär das dann wirklich zu gucken, was ist Epilepsie und was ist nicht. (Af: 20, Fokusgruppe 05.10.)

Sowohl die korrekte Anfallsdetektion als auch die Anfallsdokumentation könnten dazu beitragen, dass sich die Kinder und Jugendlichen freier in ihrem Alltag und ihrer Umwelt bewegen könnten.

Also ich denk auch grad bei ähm Kindern oder Jugendlichen mit ähm großen Anfällen ähm das man da nicht immer das Gefühl hat praktisch man muss wirklich permanent Sichtkontakt haben sondern das man ja wie gesagt denen Stück weit Freiraum einräumen kann wenn man weiß man wird dann praktisch da irgendwie über's Handy informiert oder so wenn irgendwelche Vorfälle sind. (Sf: 102, Fokusgruppe 09.10.)

Neben dieser Freiheit und Sicherheit, die ein solcher Sensor vermitteln könnte, ist die korrekte Anfallsdokumentation eine wichtige Voraussetzung für die Therapie.

Es sichert den Patienten es macht das (unv.) ähm es ersetzt diese strittige Frage ob Anfälle richtig dokumentiert werden oder nicht denn das brauch ersetzt das ja ein Stück weit äh ich kann vielleicht die Bedrohlichkeit der Ereignisse Dauer der Ereignisse besser einschätzen ähm und damit hilft es mir natürlich für die für die äh Beurteilung der Situation und die Therapiesteuerung also deswegen sag ich hochattraktiv ähm wenn es denn eben getragen wird. (Kf: 84, Fokusgruppe 06.10.)

6.1.3 Emotionales Erleben

Der Nutzen einer automatisierten Anfallsdetektion und -dokumentation hat auch einen Einfluss auf das emotionale Erleben aller Beteiligten, weil sich alles um die Krankheit des Kindes dreht.

> *Ja klar man könnt ja mit den Kindern [Ff: Find ich schon ja] (unv.) noch viel also noch noch viel natürlicher umgehen wenn man sagen würde ich muss nicht die Anfallsdetektion machen sondern das Ding macht die Anfallsdetektion [Af: und das zählen] und ich muss mich nicht mehr alleine darauf konzentrieren [Ff: ich hab] das mein Kind irgendwie Anfälle hat.* (Cf, Ff: 208, Fokusgruppe 05.10.)

Die Sorge der Eltern, einen epileptischen Anfall zu verpassen, führt zu einer Belastung, weil die Eltern ihren Alltag der Krankheit unterordnen.

> *Die trauen sich ja gar nicht die [Kinder] allein zu lassen teilweise wenn die in bestimmten Phasen sind und sagten Mensch ich hab ja nicht mal getraut alleine auf Toilette zu gehen oder in die Dusche aus Angst da ist genau dann was oder ich krieg was nicht mit.* (Af: 221, Fokusgruppe 05.10.)

Diese ständige Sorge der Eltern, das Kind könnte einen epileptischen Anfall erleiden, führt auch zu einer Einschränkung der Kinder und Jugendlichen in ihrem Alltag, weil sie unter einer permanenten „Überwachung" der Eltern stehen. Dies führt dazu, dass alltägliche Dinge, wie Freunde besuchen oder alleine im eigenen Zimmer schlafen, problematisch werden und sich negativ auf die persönliche und soziale Entwicklung des Kindes auswirken können.

> *Yf: Ja aber die haben die ja so oder so und so haben sie wenigstens ihren eigenen Radius aber die Überwachung haben sie so oder so und das dann meist damit das die Eltern sie zu Freunden begleiten oder eben Freunde nur nach Hause kommen dürfen und sie gar nicht zu Freunden dürfen das sie im selben Zimmer schlafen müssen wie die Eltern und und und also insofern gibt es zumindest äh die Distanz wieder her das ich in meinen eigenen vier Wänden sein darf oder eben auch mal bei Freunden sein oder so.*
> *Vf: Und auch dann für die Besuchseltern also wenn dann ein Kind (unv.) Freund besuchen darf ist es für die Eltern sicherlich auch angenehm zu wissen das Kind was ich mir vielleicht selber jetzt nicht zugetraut hätte um Gottes Willen was mach wenn da ein Anfall ist aber es wird überwacht und die Eltern werden sofort angerufen das da muss ich nicht als als Freundesmutter nicht.*
> *Yf: nicht drum kümmern sondern*
> *Vf: nicht drum kümmern ich glaub die entlastet das dann auch noch mal und dadurch sind sie eher vielleicht bereit so'n Kind dann mal mitzunehmen weil es hören wir ja auch*

relativ häufig das äh das eigene Kind nicht eingeladen wird weil sich die anderen Eltern das nicht zutrauen und von dem her glaub ich auch eher das es der Radius ist der dann erweitert wird und ein bisschen mehr die Selbständigkeit auch fördert als das es die Überwachung als Überwachung irgendwie.

Wf: Und ja auch nicht nur bei Freunden dann sondern auch wenn das Kind irgendnem Hobby nachgeht oder so was ne also insgesamt das es für viele ne Hilfestellung dann einfach auch ist. (Yf, Vf, Wf: 71-75, Fokusgruppe 10.10.)

Aber nicht nur die Eltern sorgen sich um die Kinder, auch umgekehrt sorgen sich die Kinder um ihre Eltern, weil sie merken, dass die Eltern durch die Erkrankung belastet werden und angespannt sind.

Diese Kinder sorgen sich auch um ihre Eltern, da sind ganz viele Schwingungen ne, wenn's den Eltern gut geht geht's mir als Kind gut und umgekehrt. Das haben wir im Elterntraining auch ganz viel und viele Kinder [Af: wollen das von ihren Eltern] über-nehmen die Rolle, da das sorgen dann, das Fürsorgen dann und wenn sie merken das entspannt meine Eltern dann muss es was gutes sein. (.) Ich denke, dass man diesen Punkt nicht unterschätzen sollte. (Gf, Af: 62, Fokusgruppe 05.10.)

Eine funktionierende automatisierte Anfallsdetektion könnte an dieser Stelle zu einer psychischen Entlastung, insbesondere bei den Eltern, beitragen.

Also ich glaube das das auch so von der von der vom von der psychischen Belastung vielleicht durchaus was wegnehmen könnte wenn man nicht ununterbrochen darauf fixiert ist auf Anfälle zu schauen. (Cf: 208; Fokusgruppe 05.10.)

Also wenn wenn sie merken es funktioniert und und wir haben das ja mit dem Epicare free äh haben wir ja die Erfahrung wenn die einfach merken da ein Anfall und ich wurde tatsächlich informiert und es hat funktioniert ich glaub ab dem Moment [Vf: (Zustim-mung)] ist das tatsächlich ne Entlastung also so sind zumindest die Rückmeldungen [Vf: ja] die wir da von den Eltern haben. (Yf, Vf: 96, Fokusgruppe 10.10.)

Auch die Belastungen und Ängste der Kinder durch bzw. vor epileptischen Anfällen könnten durch eine mobile Anfallsdetektion gemindert werden.

Also ich würd auch langfristig eher denken also wenn's tatsächlich diesen Nutzen hat und auch diesen Sinn im Sinne von Selbständigkeit das die Anfälle als solche nicht mehr so bedrohlich sind weil ich weiß es wird jemand informiert ich muss nicht im öffentlichen Kontext irgendwen ansprechen können sie mir mal helfen oder wie auch immer ähm das es im besten Fall äh dazu führt das die Kinder weniger ängstlich sind und weniger vorsichtig ähm sondern eher normaler. (Yf: 91, Fokusgruppe 10.10.)

Einen großen Einfluss auf das emotionale Erleben scheinen auch der Umgang mit der Epilepsie und die Krankheitsbewältigung zu haben. Das Tragen des In-Ohr-Sensors, als ein nach außen sichtbares Zeichen der Erkrankung, fällt nach Ansicht der professionell Pflegenden vielen Jugendlichen schwer, weil sie auffallen und sich dann aktiv mit der Krankheit auseinandersetzen müssen.

Also ich glaub ja bei Jugendlichen schon wenn die so unter Gleichaltrigen sind wie gesagt dann wollen die ebe mö möglichst wenig auffallen und wenn wenn die dann da so'n dickes Hörgerät da praktisch im Ohr haben also da werden die ja auch drauf angesprochen und das ist denen dann unangenehm also praktisch irgendwie so'n sichtbares Zeichen noch der Krankheit und ähm also insofern denk ich auch dass das äh von von Jugendlichen nicht toleriert werden wird das man das so offensichtlich sieht. (SF: 30, Fokusgruppe 09.10.)

Letztendlich seh ich einfach die Schwierigkeit das wir ja Jugendliche haben die ne Epilepsie haben aber das nicht außen tragen und wenn sie dann mit dem Sensor jetzt in der Öffentlichkeit plötzlich in Anführungsstrichen auftreten das sie sich dann anders erklären müssen (.) in der Öffentlichkeit. Hier ist das kein Thema weil alle wissen warum sie hier sind ähm das ist glaub ich bei Jugendlichen dann in anderen Bereichen schwieriger weil sie darauf angesprochen werden und quasi jedem sagen müssen ich hab ne Epilepsie und ich weiß nicht ob das wirklich nicht die Akzeptanz dann auch noch geringer macht weil sie sich ganz anders mit ihrer Epilepsie in der Öffentlichkeit auseinandersetzen müssen oder darstellen müssen was viele ja grade wenn sie anfallsfrei sind und nur noch zur Kontrolle hierher kommen nicht tun. (If: 53, Fokusgruppe 06.10.)

In diesem Spannungsfeld zwischen Krankheitsbewältigung und nach außen nicht sichtbar auffallen auf der einen Seite und der Entlastung und Freiheit auf der anderen Seite bewegen sich die Kinder und Jugendlichen.

Na ja das ist ja eben grade diese diese Gratwanderung ne nimmt das Kind entweder das Gefahrenrisiko in Kauf das es keine Hilfe kriegt wenn es einen Anfall kriegt weil es nicht als Epileptiker geoutet werden will oder als jemand der irgendwas besonderes da im Ohr hat ähm oder haben sie selbst so viel Angst vor den Anfällen wollen aber gleichzeitig ihren Hobbys nachgehen das es dann das kleinere Übel ist und da fallen mir tatsächlich sowohl solche als auch solche Kinder ein [Vf: ja] also die bloß nicht auffallen wollen oder die die eben sagen nö mir ist das alles so wichtig und ich hab genug Selbstbewusstsein um zu dem Ding zu stehen. (Yf, Vf: 77, Fokusgruppe 10.10.)

6.1.4 Akzeptanz

Dieses Spannungsfeld hat auch einen Einfluss auf die Akzeptanz, den Sensor zu tragen. Der Sensor wird als sehr auffällig empfunden. Dies kann dazu führen, dass die Trageakzeptanz sinkt, weil es nahezu unmöglich ist, den Sensor und damit die Erkrankung zu verstecken. Es scheint, dass eine Vielzahl der Kinder nur an der quantitativen Studie teilgenommen hatte, weil die Testung des Sensors in einer „geschützten Umgebung" stattfand, in der die Krankheit nicht versteckt werden muss.

Das ich das Gefühl hab die Kinder haben hier zum großen Teil nur mitgemacht weil's in ner geschützten Umgebung (Gruppe: Zustimmens Nicken) war, wo wo sie eben auch ein Helm tragen können oder wo sie einfach dadurch nicht so auffallen und (äh) wo ich mir wirklich überhaupt nicht sicher bin, auch wenn sie es teilweise so mit Mama und Papa zusammen ausgefüllt haben, ob sie's draußen tragen würden, sondern eher so um die Ecke und dann wieder rausgenommen und in die Tasche gesteckt vielleicht also viele fanden echt zu auffällig. (Af: 6, Fokusgruppe 05.10.)

Ich hatte auch oftmals den Eindruck die Kinder machen dies jetzt mit weil es jetzt weil sie wussten es ist jetzt nur hier. (Bf: 7, Fokusgruppe 05.10.)

Und hier ist anders sein eben normal [Af: genau] und wenn hier ein Helm getragen wird das ist hier ein Stück Normalität und draußen sagen auch viele Kinder, naja ich werd dann schon auch angeguckt, ne, und hier ist, ist es so'n geschützter Rahmen, den Eltern ja auch hier sehr genießen. (Gf, Af: 33, Fokusgruppe 05.10.)

Auch dass der Sensor von den Kindern außerhalb des klinischen Settings getragen werden würde, wird von den professionell Pflegenden für unwahrscheinlich gehalten.

Also, das kann ich mir nicht vorstellen, das die das wirklich außer hier tragen würden. Bf: Wollte ich grad sagen das war halt auch nicht der Alltag also das denk ich müssen wir schon sehr stark berücksichtigen hier. Des des ist ja immer noch trotzdem ja ein geschützter Rahmen, das was von den Kindern hier verlangt wird ist ja nicht der Alltag draußen, außer Haus gehen, sich anziehen, Fahrrad fahren oder in die Schule gehen, das ist ja alles im Haus drin.
Cf: Ja und es war ein bisschen aufregend an einer Studie teilzunehmen [Ff: Richtig] Das fanden sie [Ff: Genau] ja schon spannend [Ff: Ja das fanden sie schon toll, ja] das wir jetzt [Ff: ganz wichtig] die Tester waren. (Ff, Bf, Cf: 27-29, Fokusgruppe 05.10.)

Dies scheint insofern für den Alltag zu gelten, als dass es keinen geschützten Raum gibt. Ist dieser Raum auch im Alltag vorhanden, könnte die Trageakzeptanz steigen, weil das Kind nicht auffällt.

Was ich noch hatte das ich eben zwei Kinder wirklich hatte die sagten, ja, das würden sie außerhalb tragen (.) und wirk denen ich's auch so geglaubt hab und das waren aber beides eingeschränkte Kinder die auch auf ne spezielle Schule wiederum gehen, wo [Ff: auch wieder geschützter Rahmen] eben auch wieder geschützter Rahmen oder wie Kinder im Rollstuhl sind oder sonst was, wo du damit eben nicht auffällst. (Af, Ff: 39, Fokusgruppe 05.10)

Eine Ablehnung des Sensors wird generell bei Jugendlichen gesehen, weil sie nicht auffallen und stigmatisiert werden wollen.

Das stell ich mir auch schwierig vor grade für Jugendliche ne die irgendwie dann das (unv.) sieht ja aus wie n Hörgerät und irgendwie möchte keiner irgendwelche Hilfsmittel offensichtlich tragen so selbst irgendwie ne Brille ist ja schon schwierig für irgendwelche Kinder und Jugendliche und so ich glaub das ist schon schwierig das Äußere einfach so nach irgendwie in die Umgebung zu tragen irgendwie. (Pf: 20, Fokusgruppe 09.10.)

Und bei den Jugendlichen hät ich dann aber auch die Befürchtung das die dann sagen Mensch meine Freunde sehen das aber [Uf: ja genau] [Yf: ja genau] ne jeder jedes normale Hörgerät ist inzwischen fast nicht mehr zu sehen [Yf: und das Dingen leuchtete doch noch oder] dadurch wird es akzeptiert und das ist richtig so'n Boller ja hinterm Ohr den jeder sehen kann [Uf: ja] [Yf: ja] und ich glaube dann ist bei den Jugendlichen nämlich auch schon wieder Schluss. (Vf, Uf, Yf: 16, Fokusgruppe 10.10.)

Das kollidiert nämlich mit dem Interesse was du sagtest [Yf: es ist] das ist auch ein ganz starkes Interesse das denk ich auch aber auf der anderen Seite dieses bloß nicht irgendwie auffallen mit irgendwas was anders ist wie so'n Stigmata.
Uf: Und grade Pubertät Pubertät wenn man sich das vorstellt die ganze Phase und da überwiegt doch häufig dann äh dieses ich möchte lieber cool sein [Yf: Genau normal sein] ja normal sein akzeptiert nicht auf [Yf: gegen Sicherheit] nicht so auffallen. (Wf, Uf: 19-20, Fokusgruppe 10.10.)

Neben dem Sichtbarmachen der Krankheit nach außen, könnten auch die Anfallsart und Anfallsfrequenz einen Einfluss auf die Akzeptanz haben. Je gravierender ein epileptischer Anfall ist und je häufiger er vorkommt, desto größer scheint die Wahrscheinlichkeit, dass der Sensor getragen wird.

Ich könnte mir auch vorstellen das es sehr abhängig ist von der Anfallsfrequenz und von der Anfallsart wenn ein Kind ne so wie du eben sagtest auch ein paar Mal im Jahr so'n Anfall hat dann wird es das wahrscheinlich nicht so tolerieren [Yf: ne] wie ein Kind das irgendwie dreimal am Tag oder dreimal die Woche so'n so'n Anfall hat und dann ist es auch noch mal ein Unterschied ob es ein fokaler Anfall ist oder ob es ein Grand-Mal ist ähm ich glaub davon hängt es dann auch noch mal ab für welche Zielgruppe das dann wirklich auch akzeptabel ist.

Yf: Weil bei denen die viele Anfälle haben weiß es das Umfeld ja auch die haben es wahrscheinlich auch schon mal gesehen und das ist glaub ich das Hörgerät oder also dieser Sensor ähm dann ohnehin sozusagen tolerabel [Vf: Ne Hilfe eher] ja ne Hilfe weil verstecken kann ich es ohnehin nicht ne wenn ich so viele Anfälle hab. (Vf, Yf: 78-79, Fokusgruppe 10.10.)

Grundsätzlich brauchen die Eltern gar keinen bis wenig Einfluss darauf zu nehmen, dass die Kinder den Sensor tragen. „Also ich hab es in der täglichen Handhabung mitgekriegt. Die Kinder die sich bereit erklärt haben das war im Grunde auch unkompliziert ich glaub einer musste von Mutter dann noch zum Durchhalten motiviert werden" (If: 9, Fokusgruppe 06.10.). Während die Eltern bei jüngeren Kindern grundsätzlich noch Einfluss nehmen können, scheint mit Eintritt der Kinder in die Pubertät dieser Einfluss zu schwinden.

Ich glaub das ist eine Frage des Alters. Ich kann mir gut vorstellen das in der Pubertät wo ja jeglicher Einfluss schwieriger wird und geringer wird ähm das da dann auch wenig funktioniert. Also wir erleben's ganz häufig das Kinder grade in der Pubertät ihre Epilepsie ablehnen und alles was damit zusammenhängt bis hin zur äh Medikamenteneinnahme die werden n Teufel tun mit diesem Sensor im Ohr in die Öffentlichkeit gehen und wenn die Eltern noch so viel Druck machen das ist glaub ich nochmal ein ein Streitpotenzial in einem gewissen Alter. Die Jüngeren ich glaube da haben die Eltern durchaus Einfluss aber ich glaub in der Pubertät kippt's dann erstmal dramatisch. (If: 71, Fokusgruppe 06.10.)

Des Weiteren könnte eine mögliche körperliche Beeinträchtigung der Kinder durch den Sensor einen Einfluss auf die Akzeptanz haben. Generell wurde jedoch wahrgenommen, dass die Kinder sich nicht beeinträchtigt fühlten.

[Ich] fand das die Kinder selber ja relativ wenig Probleme damit hatten. Also die dies gemacht haben, haben haben sich relativ selten beschwert das es drückt oder das es das sie schlechter hören oder so was. (Cf: 8, Fokusgruppe 05.10.)

Also wie gesagt ich bin immer noch der Überzeugung das Gerät selber der Sensor selber hat sie gar nicht so gestört. (Ff: 118, Fokusgruppe 05.10)

Ich hab hier immer mal die Kinder damit in der Schule sitzen sehen ähm dann hat ich auch das Gefühl das es zumindest nicht störend als störend empfunden wurde. (Kf: 6, Fokusgruppe 06.10.)

Auch beim Spielen schien es keine Probleme zu geben. *„Nein. Sie haben genauso gespielt und rumgealbert und rumgehüpft wie eh und je"* (Ff: 17, Fokusgruppe 05.10.). Allerdings kommt beim Spielen der Sitz des Sensors ins Spiel, so dass hier die Akzeptanz sinken könnte, wenn der Sensor immer wieder aus dem Ohr fällt.

Ja es sei denn ähm sie wenn sie jetzt zum Beispiel toben wollen und es fällt immer raus [Yf: ja das ist (unv.)] das sie dann doch keine Lust haben oder dann doch nicht mehr diese Toleranz haben und das dann weg werfen weil sie dann vielleicht doch wieder ein bisschen mobiler sein möchten. (Xf, Yf: 92, Fokusgruppe 10.10.)

Während es tagsüber kaum Beeinträchtigungen durch den Sensor gab, kam es nachts dergestalt zu Problemen, dass ein Teil der Kinder mit dem Sensor nicht schlafen konnten. Dies lag einerseits daran, dass die Kinder Angst hatten, dass der Sensor aus dem Ohr fällt und andererseits daran, dass der Sensor gedrückt hat, wenn die Kinder auf der Seite, in der der Sensor saß, geschlafen haben.

Also beim Schlafen schon das da ja auch einige gesagt haben damit können sie nicht schlafen und das es auch rausgenommen wurde. (Sf: 16, Fokusgruppe 09.10.)

Die hatten teilweise nen gestörten Schlaf oder aber eben das sie sagten Mensch ich hab mich nicht getraut umzudrehen, weil ich dann auf dem Ding liege oder es ist dann rausgefallen. (Af: 6, Fokusgruppe 05.10.)

Ja auch zum Schlafen ne manche schlafen halt gerne irgendwie rechts oder links [QF: (Zustimmung)] und wenn das Gerät dann aber an der Seite ist und es dann dadurch irgendwie schlecht schläft oder nicht gut oder das Ding raus haben will. (Pf, Qf: 206, Fokusgruppe 09.10.)

6.1.5 Zusammenfassung

Die Auswirkungen des In-Ohr-Sensors auf den Alltag der Betroffenen und deren Angehörigen sowie der professionell Pflegenden ist mannigfaltig. Aus den Gruppendiskussionen ließen sich die vier Hauptkategorien Sensorsystem, Nutzen, Emotionales Erleben und Akzeptanz herausbilden. Diese Hauptkategorien, in Abbildung 7 farblich blau dargestellt, sowie die einzelnen Subkategorien, farblich schwarz dargestellt, beeinflussen bzw. bedingen sich teilweise gegenseitig.

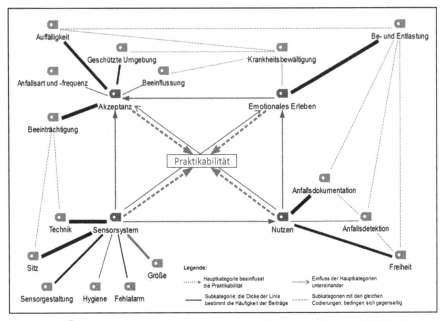

Abbildung 7: Übersicht der Haupt- und Subkategorien und deren Beziehungen untereinander

Grundsätzlich wird eine mobile Anfallsdetektion, wie der In-Ohr-Sensor, von den professionell Pflegenden als nützlich und praktikabel angesehen. Der Ausgangspunkt hierfür ist das Sensorsystem. Während die Gestaltung, die Größe und der Sitz des Sensors die allgemeine Akzeptanz beeinflussen, ist der Nutzen abhängig von einer funktionierenden Technik. Diese schien in der vorliegenden Studie jedoch noch nicht ausgereift. Vielfach wurden Probleme mit der technischen Handhabung des In-Ohr-Sensors und dem Smartphone geäußert. Davon losgelöst ist die technische Lösung für eine korrekte Anfallsdetektion und –dokumentation zu betrachten, die in dieser Studie nicht untersucht wurde. Beide Aspekte sind dabei sowohl für die Betroffenen und deren Angehörigen als auch für die professionell Pflegenden wichtig, weil dadurch den Kindern mehr Freiheit im Alltag eingeräumt werden kann und eine korrekte Dokumentation einen positiven Einfluss auf die Therapie haben kann.

Der Nutzen hat wiederum Einfluss auf das emotionale Erleben der Kinder und Eltern, insbesondere die Be- bzw. Entlastung. Bedingt durch die Epilepsie erfahren die Eltern eine permanente Belastung, *„die trauen sich ja gar nicht die [Kinder] allein zu lassen teilweise wenn die in bestimmten Phasen sind und sagten Mensch ich hab ja nicht mal getraut alleine auf Toilette zu gehen oder in die Dusche aus Angst da ist genau dann was oder ich krieg was nicht mit"* (Af: 221, Fokusgruppe 05.10). Eine korrekte Anfallsdetektion durch den In-Ohr-Sensor kann hier zu einer Entlastung beitragen, weil die Eltern wissen, sie würden bei einem epileptischen Anfall informiert werden und dadurch den Kindern wiederum mehr Freiraum einräumen.

Das emotionale Erleben, insbesondere die Krankheitsbewältigung, hat einen Einfluss auf die Akzeptanz den Sensor zu tragen. Die Auseinandersetzung mit der Krankheit und diese für die Öffentlichkeit sichtbar zu machen, scheint besonders für Jugendliche problematisch zu sein, weil sie mit ihrer Erkrankung nicht auffallen möchten. Dies wird durch die Größe und Auffälligkeit des Sensors noch verstärkt. Bei kleineren Kindern scheint dies unkomplizierter zu sein, zumal hier die Eltern auf das Tragen des Sensors noch Einfluss nehmen können. Ein weiterer wichtiger Punkt bezüglich der Akzeptanz ist die Beeinträchtigung durch den Sensor. Die Kinder selbst schienen nicht durch den Sensor beeinträchtigt worden zu sein, jedoch war für die überwiegende Mehrheit der Kinder der In-Ohr-Sensor zu groß, hatte keinen festen Sitz und führte zu Beschwerden in der Nacht.

6.2 Ergebnisse quantitativer Studienteil

Zunächst werden die Erwartungen, getrennt nach Kindern und Eltern, beschrieben. Anschließend werden die Erfahrungen mit dem In-Ohr-Sensor dargestellt. Dabei wurden sowohl die Perspektiven der Kinder und Eltern als auch die beiden Kohorten getrennt voneinander betrachtet. Da bei einigen Fragen Mehrfachantworten gegeben wurden, fällt die Anzahl der Antworten mitunter höher aus als die Anzahl der Teilnehmenden, die die jeweilige Frage beantwortet hatten.

Wie bereits dargestellt, lehnten insgesamt 19 Kinder die Teilnahme an der Studie ab. Die Hauptgründe hierfür lagen im Aussehen des Sensors (n = 17), der Auffälligkeit des Sensors (n = 11) und dass die Kinder nichts im Ohr haben wollten (n = 1). Ein Teilnehmer lehnte ab, weil er viel Musik hört und viele Ohrringe hat und ein weiterer Teilnehmer gab an, empfindliche Ohren zu haben und deshalb nichts im Ohr haben möchte.

Acht der 26 Teilnehmenden gaben an, einen Anfallskalender zu nutzen. Sechs Teilnehmer hatten bereits Erfahrung mit der elektronischen Anfallserkennung Epi-Care® und 16 Teilnehmende mit der elektronischen Anfallsdokumentation EPI-Vista® gesammelt. Zum Austausch des Krankheitsverlaufs wird überwiegend das persönliche Gespräch mit dem Arzt genutzt (n = 19), gefolgt vom Austausch mit dem Arzt über EPI-Vista® (n = 14).

6.2.1 Erwartungen

Bei den Erwartungen der Teilnehmenden an einen In-Ohr-Sensor ging es um die Aspekte
Tragekomfort, Nutzen, Handhabung, Verwendung und Anwendbarkeit im Alltag sowie allgemeine Erwartungen. Hinsichtlich des Tragekomforts erwarten die Kinder und Eltern insbesondere, dass der Sensor nicht beeinträchtigt und fest im Ohr sitzt. Vom Nutzen erwarten die
Eltern in erster Linie eine Alarmfunktion (n = 6), Anfallsdetektion (n = 6) und Anfallsdokumentation (n = 4). Neben der Alarmfunktion (n = 3) und Anfallsdetektion (n = 3) erhoffen sich die
Kinder Hilfe und Sicherheit (n = 4) vom Sensor. Für die Eltern sollte der Sensor leicht zu handhaben (n = 18) und alltagstauglich sein (n = 2). Neben der leichten Handhabung (n = 11) erwarten die Kinder ein robustes Gerät (n = 1). Von der Verwendung und Anwendbarkeit im Alltag erhoffen sich die Kinder und Eltern insbesondere ein alltagstaugliches System (n = 11) und
dass der Sensor nicht beeinträchtigt (n = 9). Die allgemeinen Erwartungen an den In-Ohr-Sensor wurden größtenteils schon in den vorangegangen Fragen angegeben. Eine Übersicht der
einzelnen Erwartungen der Eltern und Kinder zeigt Tabelle 12.

Tabelle 12: Erwartungen der Teilnehmenden an den Sensor

Erwartungen	Kategorie	Eltern n (%)	Kinder n (%)	Gesamt n (%)
Erwartungen an den Tragekomfort	Keine Beeinträchtigung durch den Sensor	13 (54,17)	14 (73,68)	27 (62,79)
	Fester Sitz	4 (16,67)	5 (26,32)	9 (20,93)
	Leichte Handhabung	3 (12,50)	0 (0)	3 (6,98)
	Unauffälligkeit	3 (12,50)	0 (0)	3 (6,98)
	Anfallsdokumentation	1 (4,17)	0 (0)	1 (2,33)
	Gesamt	24 (100)	19 (100)	43 (100)
Erwartungen an den Nutzen	Alarmfunktion	6 (25,00)	3 (23,08)	9 (24,32)
	Anfallsdetektion	6 (25,00)	3 (23,08)	9 (24,32)
	Hilfe/Sicherheit	1 (4,17)	4 (30,77)	5 (13,51)
	Anfallsdokumentation	4 (16,67)	0 (0)	4 (10,81)
	Anfallsvorhersage	3 (12,50)	1 (7,69)	4 (10,81)
	Keine Beeinträchtigung durch den Sensor	1 (4,17)	1 (7,69	2 (5,41)
	Leichte Handhabung	1 (4,17)	1 (7,69)	2 (5,41)
	Einwandfreie Technik	1 (4,17)	0 (0)	1 (2,70)
	Krankheitsüberwachung	1 (4,17)	0 (0)	1 (2,70)
	Gesamt	24 (100)	13 (100)	37 (100)
Erwartungen an die Handhabung	Leichte Handhabung	18 (90,00)	11 (91,67)	29 (90,63)
	Alltagstauglichkeit	2 (10,00)	0 (0)	2 (6,25)
	Robustheit	0 (0)	1 (8,33)	1 (3,13)
	Gesamt	20 (100)	12 (100)	32 (100)
Erwartungen an die Verwendung/ Anwendbarkeit im Alltag	Alltagstauglichkeit	6 (37,50)	5 (41,67)	11 (39,29)
	Keine Beeinträchtigung durch den Sensor	4 (25,00)	5 (41,67)	9 (32,14)
	Leichte Handhabung	2 (12,50)	1 (8,33)	3 (10,71)
	Robustheit	2 (12,50)	0 (0)	2 (7,14)
	Anfallsdetektion	1 (6,25)	0 (0)	1 (3,57)
	Einwandfreie Technik	1 (6,25)	0 (0)	1 (3,57)
	Unauffälligkeit	0 (0)	1 (8,33)	1 (3,57)
	Gesamt	16 (100)	12 (100)	28 (100)
Allgemeine Erwartungen	Hilfe/Sicherheit	5 (22,73)	2 (40,00)	7 (25,93)
	Keine Beeinträchtigung durch den Sensor	4 (18,18)	1 (20,00)	5 (18,52)
	Anfallsdokumentation	4 (18,18)	0 (0)	4 (14,81)
	Anfallsdetektion	2 (9,09)	0 (0)	2 (7,41)
	Alarmfunktion	2 (9,09)	0 (0)	2 (7,41)
	Anfallsinformation	2 (9,09)	0 (0)	2 (7,41)
	Anfallsverhinderung	1 (4,55)	0 (0)	1 (3,70)
	Anfallsvorhersage	0 (0)	1 (20,00)	1 (3,70)
	Alltagstauglichkeit	0 (0)	1 (20,00)	1 (3,70)
	Leichte Handhabung	1 (4,55)	0 (0)	1 (3,70)
	Selbständigkeit	1 (4,55)	0 (0)	1 (3,70)
	Gesamt	22 (100)	5 (100)	27 (100)

Anmerkungen: n = Anzahl der Antworten absolut; % = Anzahl der Antworten prozentual

Dass die Kinder durch den Sensor im Alltag gehindert werden könnten, gaben 9 von 17 Eltern und 9 von 20 Kindern an. Insbesondere bei Freizeitaktivitäten und Wassersport werden Beeinträchtigungen erwartet (Abb. 8).

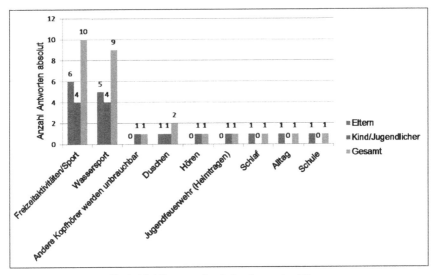

Abbildung 8: Erwartete Beeinträchtigungen durch den Sensor im Alltag

Die Frage, ob die Kinder den Sensor außerhalb der Klinik tragen würden, bejahten 15 Eltern und 12 Kinder. Ablehnende Gründe seitens der Eltern waren, dass das Kind keine oder wenige Anfälle hat (n = 3), durch den Sensor beeinträchtigt wird (n = 1), mit dem Sensor spielt (n = 1), der Sensor zu auffällig ist (n = 1) oder die Angst besteht, den Sensor zu verlieren (n = 1). Die Kinder lehnen das Tragen außerhalb der Klinik ab, weil der Sensor zu auffällig ist (n = 3), kein Nutzen in der Sensorik gesehen wird (n = 1) oder der Sensor verloren werden könnte (n = 1).

6.2.2 Erfahrungen

Nach der Testung des In-Ohr-Sensors wurden die Kinder und deren Eltern hinsichtlich ihrer Erfahrungen mit dem Sensor befragt. Die allgemeinen Erfahrungen waren sowohl positiv als auch negativ und beziehen sich auf die Aspekte des Tragekomforts, der Handhabung, Beeinträchtigung und Technik (Tab. 13).

Tabelle 13: Allgemeine Erfahrungen mit dem Sensor

Bewertung	Kategorie	Eltern n (%)	Kinder n (%)	1. Kohorte n (%)	2. Kohorte n (%)
	Keine Beeinträchtigung (n=9)	4 (30,77)	5 (41,67)	6 (33,33)	3 (42,86)
positiv	Guter Sitz (n=3)	2 (15,38)	1 (8,33)	3 (16,67)	0
	Aussehen (n=1)	1 (7,69)	0	1 (5,56)	0
	Leichte Handhabung (n=1)	1 (7,69)	0	1 (5,56)	0
negativ	Schlechter Sitz (n=3)	2 (15,38)	1 (8,33)	3 (16,67)	0
	Beeinträchtigung (n=3)	0	3 (25,00)	1 (5,56)	2 (28,57)
	Druckgefühl (n=2)	1 (7,69)	1 (8,33)	2 (11,11)	0
	Technik (n=2)	2 (15,38)	0	1 (5,56)	1 (14,29)
neutral	Gewöhnungseffekt (n=1)	0	1 (8,33)	0	1 (14,29)
Summe		13 (100)	12 (100)	18 (100)	7 (100)

Anmerkungen: n = Anzahl Antworten absolut; % = Anzahl Antworten prozentual

Aussehen des Sensors

Insgesamt (n = 28) wurde das Aussehen des Sensors eher ansprechend empfunden (Tab. 14). Einen signifikanten Unterschied in der Bewertung des Aussehens gab es weder zwischen den beiden Kohorten (U = 56,000; p = ,109) noch zwischen Kindern und Eltern (U = 88,000; p = ,944). Dass sie etwas am Aussehen des Sensors störte, gaben 7 Teilnehmende an. Benannt wurden hier die Größe des Sensors (n = 4), die im Gerät leuchtende LED (n = 3) und die Farbgestaltung des Sensors (n = 1). Als Verbesserungsvorschläge für das Aussehen wurden die Sensorgröße (n = 8), die Farbgestaltung des Sensors (n = 5) und die LED (n = 3) genannt. Dass nichts verändert werden muss, gaben 5 Teilnehmer an. Einem Teilnehmenden war das Aussehen nicht wichtig.

Tabelle 14: Bewertung des Aussehens des Sensors

	M (SD)	Md (IQR)	Mo (Range)
Gesamt (n = 28)	4,39 (1,397)	4,50 (3)	6 (1-6)
Kinder (n = 18)	4,33 (1,609)	5,00 (3)	6 (1-6)
Eltern (n = 10)	4,50 (0,972)	4,00 (1)	4 (3-6)
1. Kohorte (n = 18)	4,06 (1,474)	4,00 (2)	3 (1-6)
2. Kohorte (n = 10)	5,00 (1,054)	5,00 (2)	6 (3-6)

Anmerkungen: Die Bewertung des Sensors reicht von absolut gar nicht ansprechend (1) bis sehr ansprechend (6)
M = Arithmetisches Mittel; SD = Standardabweichung; Md = Median; IQR = Interquartilsbereich;
Mo = Modalwert

Tragekomfort und Hygiene

Auch die Bequemlichkeit des Sensors, sowohl tagsüber als auch nachts, wurde von den Teilnehmenden eher positiv bewertet (Tab. 15). Einen signifikanten Unterschied in der Bewertung
der Bequemlichkeit gab es weder zwischen den beiden Kohorten (tagsüber: U = 87,500;
p = ,735; nachts: U = 63,000; p = ,637) noch zwischen Kindern und Eltern (tagsüber:
U = 69,500; p = ,247; nachts: U = 49,500; p = ,288).

Tabelle 15: Bewertung der Bequemlichkeit tagsüber und nachts

	M (SD)	Md (IQR)	Mo (Range)
Gesamt tagsüber (n = 29)	4,55 (1,404)	5,00 (3)	6 (2-6)
Gesamt nachts (n = 25)	3,88 (1,764)	4,00 (3)	6 (1-6)
Kinder tagsüber (n = 19)	4,32 (1,376)	4,00 (3)	a (2-6)
Kinder nachts (n = 17)	3,65 (1,539)	3,00 (2,5)	3 (1-6)
Eltern tagsüber (n = 10)	5,00 (1,414)	5,50 (1,5)	6 (2-6)
Eltern nachts (n = 8)	4,38 (2,200)	5,50 (4,25)	6 (1-6)
1. Kohorte tagsüber (n = 19)	4,47 (1,467)	5,00 (3)	6 (2-6)
1. Kohorte nachts (n = 16)	3,75 (1,612)	4,00 (2)	b (1-6)
2. Kohorte tagsüber (n = 10)	4,70 (1,337)	5,00 (3)	6 (3-6)
2. Kohorte nachts (n = 9)	4,11 (2,088)	5,00 (4)	6 (1-6)

Anmerkungen: Die Bewertung der Bequemlichkeit reicht von sehr unbequem (1) bis sehr bequem (6);
a Der Modalwert bei den Kindern ist doppelt (3, 6) belegt.
b Der Modalwert in der 1. Kohorte ist doppelt belegt (3, 4)
M = Arithmetisches Mittel; SD = Standardabweichung; Md = Median; IQR = Interquartilsbereich;
Mo = Modalwert

Sieben Teilnehmende (n = 28) gaben ein Druckgefühl durch den Sensor an und ein
Teilnehmer gab morgendliche Beschwerden an. Von 21 Teilnehmenden gab eine Person an,
dass es Probleme mit der Hygiene im Bereich des Ohrsensors gab.

Dass das Hörvermögen durch das Tragen des Sensors nicht beeinflusst wurde, gab
die Mehrheit der Teilnehmenden an (Tab. 16). Obwohl die Eltern für ihre Kinder keine Hörbeeinträchtigung angaben, fühlten sich die Kinder mehr beeinträchtigt. Einen signifikanten Unterschied zwischen den Kohorten gab es nicht (U = 92,000; p = ,910), aber zwischen den Kindern und den Eltern (U = 50,000; p = ,040). Bei gleichem Median und Modalwert zwischen den
Angaben der Eltern und der Kinder, lag die Effektstärke nach Cohen bei d = ,47, was auf einen
engen Zusammenhang deutet.

Tabelle 16: Bewertung der Hörbeeinflussung

	M (SD)	Md (IQR)	Mo (Range)
Gesamt (n = 29)	1,93 (1,624)	1,00 (1,50)	1 (1-6)
Kinder (n = 19)	2,42 (1,835)	1,00 (4)	1 (1-6)
Eltern (n = 10)	1,00 (0,000)	1,00 (1)	1 (1)
1. Kohorte (n = 19)	1,79 (1,475)	1,00 (1)	1 (1-6)
2. Kohorte (n = 10)	2,20 (1,932)	1,00 (4)	1 (1-5)

Anmerkungen: Die Bewertung der Hörbeeinträchtigung reicht von gar nicht beeinträchtigt (1) bis sehr beeinträchtigt (6);
M = Arithmetisches Mittel; SD = Standardabweichung; Md = Median; IQR = Interquartilsbereich;
Mo = Modalwert

Dass die Teilnehmenden durch den Sensor beim Ein- oder Durchschlafen gestört wurden, verneinte die Mehrheit (Tab. 17). Die Unterschiede waren sowohl zwischen den Eltern und Kindern (Einschlafprobleme: U = 44,500; p = ,175; Durchschlafprobleme: U = 62,000; p = ,928) als auch zwischen den Kohorten (Einschlafprobleme: U = 62,000; p = ,598; Durchschlafprobleme: U = 62,000; p = ,928) nicht signifikant.

Tabelle 17: Bewertung der Schlafbeeinträchtigung

	M (SD)	Md (IQR)	Mo (Range)
Gesamt Einschlafprobleme (n = 25)	2,16 (1,724)	1,00 (2)	1 (1-6)
Gesamt Durchschlafprobleme (n = 24)	1,58 (1,213)	1,00 (0,75)	1 (1-4)
Kinder Einschlafprobleme (n = 17)	2,41 (1,698)	2,00 (2,50)	1 (1-6)
Kinder Durchschlafprobleme (n = 16)	1,69 (1,401)	1,00 (0,75)	1 (1-5)
Eltern Einschlafprobleme (n = 8)	1,63 (1,768)	1,00 (0)	1 (1-6)
Eltern Durchschlafprobleme (n = 8)	1,38 (0,744)	1,00 (0,75)	1 (1-3)
1. Kohorte Einschlafprobleme (n = 16)	1,94 (1,569)	1,00 (1,75)	1 (1-6)
1. Kohorte Durchschlafprobleme (n = 16)	1,50 (1,095)	1,00 (0,75)	1 (1-5)
2. Kohorte Einschlafprobleme (n = 9)	2,56 (2,007)	1,00 (3,50)	1 (1-6)
2. Kohorte Durchschlafprobleme (n = 8)	1,75 (1,488)	1,00 (1,50)	1 (1-5)

Anmerkungen: Die Bewertung der Schlafbeeinträchtigung reicht von gar keine Probleme (1) bis sehr starke Probleme (6);
M = Arithmetisches Mittel; SD = Standardabweichung; Md = Median; IQR = Interquartilsbereich;
Mo = Modalwert

Insgesamt waren 13 Brillenträger unter den Teilnehmenden. Bei einer Bewertungs-
möglichkeit von 1 (gar nicht beeinträchtigt) bis 5 (sehr beeinträchtigt) wurde durchschnittlich
angegeben, dass der Sensor weder die Bequemlichkeit beim Tragen der Brille (M = 1,85;
SD = 1,463) noch deren Halt (M = 2,08; SD = 1,656) beeinträchtigte.

Subjektives Empfinden

Die Frage, ob sie sich von dem Sensor überwacht gefühlt hatten, beantworteten 27 Teilnehmende. Sechs Teilnehmende gaben an, dass sie sich im positiven Sinne überwacht fühlten,
weil der Sensor ihnen mehr Sicherheit gab, 21 Teilnehmer verneinten die Frage.

Durch das Tragen des Ohrsensors fühlten sich 2 Teilnehmende in ihrer Attraktivität
beeinflusst und 15 Teilnehmer nicht beeinflusst. Zehn Personen gaben an, dass weder das
eine noch das andere zutrifft.

Dass sie gehindert wurden, bestimmte Tätigkeiten durchzuführen, gaben 6 Teilnehmer
an. Eine Hinderung empfanden sie beim Fernsehgucken (n = 1), dass keine Musik gehört werden konnte (n = 2) und beim Toben (n = 1). Des Weiteren war der Sensor unangenehm bei
Bewegungen (n = 1) und es bestand die Angst, dass der Sensor im Schlaf herausfällt (n = 1).

Technik und Handhabung

Die Frage, ob es bei der Nutzung des Ohrsensors zu Problemen gekommen ist, bejahten 11
Teilnehmende (n = 29) und gaben folgende Probleme an: Akkuleistung (n = 4), Druckgefühl
(n = 3), schlechter Sitz (n = 2), Technik (n = 1) und Toben (n = 1).

Als Verbesserungsvorschläge wurden die Sensorgröße (n = 4), ein besserer Sitz
(n = 4), die Technik (n = 2), die Akkuleistung (n = 1), die LED (n = 1) und das ein Warnsignal
ertönt, bevor der Akku leer ist (n = 1), genannt. Dass nichts verändert werden muss, gaben 5
Teilnehmende an.

Übertragbarkeit auf den Alltag

Von 29 Teilnehmenden gaben 16 eine Bewertung hinsichtlich des Nutzens des Sensors im
Alltag ab. 13 Teilnehmer machten keine Angabe. Grundsätzlich wurde der Nutzen positiv eingeschätzt (Tab. 18). Eingeschränkt wurde dies dahingehend, dass der Sensor technisch funktionieren und gut sitzen muss. Des Weiteren sei er bei sportlichen Aktivitäten nicht nützlich.

Tabelle 18: Bewertung des Nutzens im Alltag

Bewertung	Häufigkeit n (%)
Gut	4 (25,00)
Hilfreich	1 (6,25)
Praktisch	1 (6,25)
Sicherheit	1 (6,25)
Sinnvolles Hilfsmittel zur Anfallsdetektion	1 (6,25)
Super	1 (6,25)
Nützlich, außer bei sportlichen Aktivitäten	1 (6,25)
Bei zuverlässiger Aufzeichnung gut	1 (6,25)
Gut, wenn er fest sitzt	1 (6,25)
Komplikation wenn der Sensor nicht fest sitzt oder beim Helm tragen drückt	1 (6,25)
Kein Problem	1 (6,25)
ungestört	2 (12,50)
Gesamt	16 (100)

Anmerkungen: n = Anzahl Antworten absolut; % = Anzahl Antworten prozentual

Die Anwendbarkeit des Sensors im Alltag wurde überwiegend gut bewertet (Tab. 19). Negativ bewertet wurde, dass der Sensor beim Sport beeinträchtigt und der Einsatz bei Kindern schwieriger sein könnte, weil das Tragen Disziplin erfordert.

Tabelle 19: Bewertung der Anwendbarkeit im Alltag

Bewertung	Häufigkeit n (%)
Gut	9 (47,37)
Alltagstauglich	1 (5,26)
Erleichtert	1 (5,26)
Hilfreich	1 (5,26)
Gewöhnungseffekt	1 (5,26)
Beeinträchtigung beim Sport	2 (10,53)
Ablegen beim Baden/Schwimmen	1 (5,26)
Bei Kindern schwieriger; erfordert Disziplin	1 (5,26)
Achtsamkeit wegen nicht optimalen Sitz	1 (5,26)
Verlustangst	1 (5,26)
Gesamt	19 (100)

Anmerkungen: n = Anzahl Antworten absolut; % = Anzahl Antworten prozentual

Von insgesamt 29 Teilnehmern würden 21 den Sensor auch außerhalb der Klinik im Alltag tragen, 16 Personen begründeten dies (Tab. 20). Sowohl die Eltern als auch die Kinder nannten als Hauptgründe, dass der Sensor Hilfe und Sicherheit bietet. Ein weiterer wichtiger Punkt aus Sicht der Eltern stellt die Anfallsdokumentation dar. Als Gründe für eine Ablehnung nannte ein Elternteil die fehlende Anfallsneigung des Kindes. Bei den Kindern stand sowohl die fehlende Anfallsneigung als auch eine Ablehnung des Sensors im Vordergrund (Tab. 21).

Tabelle 20: Gründe den Sensor außerhalb der Klinik zu tragen

Kategorie	Eltern n (%)	Kinder n (%)	1. Kohorte n (%)	2. Kohorte n (%)
Anfallsdokumentation (n = 4)	4 (44,44)	0	2 (18,18)	2 (40,00)
Erfahrungen sammeln (n = 1)	1 (11,11)	0	1 (9,09)	0
Hilfe/Sicherheit (n = 9)	4 (44,44)	5 (71,43)	6 (54,55)	3 (60,00)
Kein Problem (n = 1)	0	1 (14,29)	1 (9,09)	0
Sinnvolles Hilfsmittel (n = 1)	0	1 (14,29)	1 (9,09)	0
Gesamt (n = 16)	9 (100)	7 (100)	11 (100)	5 (100)

Anmerkungen: n = Anzahl Antworten absolut; % = Anzahl Antworten prozentual

Tabelle 21: Ablehnende Gründe, den Sensor außerhalb der Klinik zu tragen

Kategorie	Eltern n (%)	Kinder n (%)	1. Kohorte n (%)	2. Kohorte n (%)
Ablehnung (n = 2)	0	2 (28,57)	1 (20,00)	1 (33,33)
Keine Anfallsneigung (n = 4)	1 (100)	3 (42,86)	3 (60,00)	1 (33,33)
Schlechte Akkuleistung (n = 1)	0	1 (14,29)	0	1 (33,33)
Verlustangst (n = 1)	0	1 (14,29)	1 (20,00)	0
Gesamt (n = 8)	1 (100)	7 (100)	5 (100)	3 (100)

Anmerkungen: n = Anzahl Antworten absolut; % = Anzahl Antworten prozentual

Auf die Frage, wo sie den Sensor tragen würden, antworteten 9 Eltern (n = 9) und 12 Kinder (n = 15), dass der Sensor sowohl zu Hause als auch in der Öffentlichkeit eingesetzt werden würde. Ein Kind würde den Sensor nur zu Hause tragen, ein Kind nur eine Stunde nach einem Anfall und ein Kind würde den Sensor nie tragen wollen. Dass sie den Sensor tagsüber und nachts tragen würden, gaben 11 Kinder (n = 15) und 6 Eltern (n = 9) an. Den Sensor nur tagsüber zu tragen, gaben insgesamt 5 Teilnehmende an (Eltern n = 3; Kinder n = 2).

Wenn der Sensor perfekt entwickelt wäre und Anfälle perfekt erkennen könnte, würde der Großteil der Teilnehmenden den Sensor an Dritte weiterempfehlen (Tab. 22). Ein Kind bewertete die Frage mit der Ausprägung 3 und gab als Grund den schlechten Sitz des Sensors an. Als Gründe für eine Weiterempfehlung, mit Ausprägungen zwischen 5 und 6, wurden Hilfe und Sicherheit (n = 7), Anfallsdetektion (n = 1), Anfallsdokumentation (n = 1), Anfallsvorhersage (n = 1) sowie die leichte Handhabung und dass der Sensor ein sinnvolles Hilfsmittel ist (n = 1) angegeben. Signifikante Unterschiede in den Aussagen gab es weder zwischen den Eltern und Kindern (U = 54,000; p = ,446) noch zwischen den beiden Kohorten (U = 53,000; p = ,528).

Tabelle 22: Weiterempfehlung des Sensors an Dritte

	M (SD)	Md (IQR)	Mo (Range)
Gesamt (n = 24)	5,79 (0,658)	6,00 (0)	6 (3-6)
Kinder (n = 15)	5,67 (0,816)	6,00 (0)	6 (3-6)
Eltern (n = 9)	6,00 (0,000)	6,00 (0)	6 (6-6)
1. Kohorte (n = 16)	5,81 (0,750)	6,00 (0)	6 (6-6)
2. Kohorte (n = 8)	5,75 (0,463)	6,00 (0,75)	6 (5-6)

Anmerkungen: Die Weiterempfehlung des Sensors reicht von absolut gar nicht (1) bis auf jeden Fall (6);
M = Arithmetisches Mittel; SD = Standardabweichung; Md = Median; IQR = Interquartilsbereich;
Mo = Modalwert

In der abschließenden Frage nach der Bewertung des Sensors vergaben die Teilnehmenden (n = 21) durchschnittlich 4,05 von maximal 5 Punkten (Tab. 23). Es gab keine signifikanten Unterschiede in der Bewertung zwischen den Eltern und Kindern (U = 49,5000; p = ,860) oder zwischen den Kohorten (U = 50,500; p = ,808).

Tabelle 23: Bewertung des Sensors

	M (SD)	Md (IQR)	Mo (Range)
Gesamt (n = 21)	4,05 (0,740)	4,00 (1,50)	4 (3-5)
Kinder (n = 13)	4,08 (0,641)	4,00 (0,50)	4 (3-5)
Eltern (n = 8)	4,00 (0,926)	4,00 (2,00)	a (3-5)
1. Kohorte (n = 12)	4,08 (0,793)	4,00 (1,75)	4 (3-5)
2. Kohorte (n = 9)	4,00 (0,707)	4,00 (1,00)	4 (3-5)

Anmerkungen: Die Bewertung des Sensors reichte von (1) bis (5), dabei galt: je mehr Punkte desto besser
a Der Modalwert bei den Eltern ist doppelt (3, 5) belegt.
M = Arithmetisches Mittel; SD = Standardabweichung; Md = Median; IQR = Interquartilsbereich;
Mo = Modalwert

6.2.3 Zusammenfassung

Sowohl die Kinder als auch die Eltern erwarten, dass der In-Ohr-Sensor alltagstauglich ist und die Kinder in ihrem Alltag nicht beeinträchtigt. Er soll einen festen Sitz haben, unauffällig und leicht in der Handhabung sein. Des Weiteren soll der Sensor eine Alarmfunktion und Anfallsdetektion bieten. Die Eltern erwarten darüber hinaus eine Anfallsdokumentation und die Kinder erhoffen sich mehr Hilfe und Sicherheit im Umgang mit ihrer Erkrankung.

Etwa die Hälfte der Teilnehmenden erwartet eine Behinderung durch den Sensor im Alltag, insbesondere bei Freizeitaktivitäten und Wassersport. Dennoch würde die Mehrheit der Befragten den Sensor außerhalb der Klinik tragen.

Die Erfahrungen mit dem Sensor waren sowohl positiv als auch negativ. Auch wenn das Aussehen des Sensors eher ansprechend war, wurden als Verbesserungsvorschläge die Sensorgröße, die Farbgestaltung und die im Gerät verbaute LED genannt. Die Teilnehmenden fanden den Sensor sowohl tagsüber als auch nachts relativ bequem, ein Viertel gab allerdings Druckschmerzen durch den Sensor an.

Die Mehrheit der Teilnehmer fühlte sich durch den Sensor weder überwacht noch in der Attraktivität beeinträchtigt. Auch wurde die Mehrheit der Kinder in ihren Tätigkeiten durch den Sensor nicht behindert.

Die überwiegende Mehrheit sah eine gute Anwendbarkeit des Sensors im Alltag, bewertete den Nutzen im Alltag positiv und würde den Sensor auch außerhalb der Klinik tragen. Als Gründe hierfür wurden die Anfallsdokumentation und die Hilfe und Sicherheit im Umgang mit der Krankheit genannt. Ein Großteil der Kinder würde den Sensor 24 Stunden täglich, sowohl zu Hause als auch in der Öffentlichkeit tragen.

Mit durchschnittlich 4 von maximal 5 Punkten wurde der In-Ohr-Sensor von den Teilnehmenden eher positiv bewertet. Die Mehrheit der Teilnehmenden würde den Sensor an Dritte weiterempfehlen.

7 Diskussion

In der vorliegenden empirischen Arbeit wurde untersucht, ob ein In-Ohr-Sensor zur Detektion epileptischer Anfälle im klinischen Setting praktikabel ist und was Kinder und Jugendliche sowie deren Eltern für Erwartungen an einen solchen Sensor haben und welche Erfahrungen gemacht wurden.

Eine der Haupterwartung der Kinder und Eltern an den In-Ohr-Sensor ist, dass dieser zu keiner Beeinträchtigung der Kinder führen darf und darüber hinaus leicht zu handhaben und alltagstauglich ist. Des Weiteren soll der Sensor Anfälle detektieren und dokumentieren sowie eine Alarmfunktion bieten. Damit ähneln die Erwartungen der befragten Kinder und Eltern in dieser Studie den Ergebnissen in der Literatur (Hoppe et al., 2015; Van de Vel, 2016). Etwa die Hälfte der teilnehmenden Kinder und Eltern erwartet eine Beeinträchtigung durch Sensor, insbesondere im Bereich der Freizeitaktivitäten und beim Sport.

Die Praktikabilität des In-Ohr-Sensors bewegt sich in einem Spannungsfeld von Sensorsystem, Nutzen, Emotionales Erleben und Akzeptanz, die sich gegenseitig beeinflussen und sowohl positive als auch negative Aspekte beinhalten.

Während der Testphase kam es bei der Technik und in der Handhabung des Sensors oft zu Problemen. *„Wie gesagt technisch war's dann ja tatsächlich doch nicht ganz so leicht zu handhaben wie wir das am Anfang gedacht haben es war nicht damit getan zweimal drauf zu klopfen oder also das Handy funktionierte auch nicht immer das ähm das ist sicherlich verbesserungswürdig"* (If: 128, Fokusgruppe 06.10.). Des Weiteren wurde die Sensorgestaltung, hier die Größe, der Sitz und die farbliche Gestaltung, als kritisch gesehen. *„Der war sehr schwer einzusetzen, hielt schwer im Ohr (.ähm.) is auch immer wieder rausgefallen"* (Af: 6, Fokusgruppe 05.10.). Dies wurde teilweise auch von den Kindern und Eltern zurückgemeldet, die insbesondere in der Größe des Sensors und dessen Sitz im Ohr Verbesserungspotential sahen. Aber auch die farbliche Gestaltung spielt, insbesondere bei jüngeren Kindern, eine Rolle. Die Größe und der Sitz des Sensors haben einen Einfluss auf die Bequemlichkeit und den Tragekomfort. Generell wurde der Sensor eher bequem empfunden, nachts jedoch etwas schlechter als tagsüber. Ein Grund hierfür kann sein, dass die Kinder beim Schlafen auf dem Sensor liegen und dies zu Beschwerden führt.

In der Größe und der Auffälligkeit des Sensors sahen die professionell Pflegenden auch mit einen Grund für eine mögliche mangelnde Akzeptanz seitens der Kinder, den Sensor außerhalb der geschützten Umgebung des klinischen Settings zu tragen. Dies wird auch durch die Teilnahmeablehnungen der Kinder bestätigt, die als Hauptgründe das Aussehen und die Auffälligkeit des Sensors angaben. Auch wenn nach Ansicht der Diskussionsteilnehmer die

© Springer Fachmedien Wiesbaden GmbH, ein Teil von Springer Nature 2019
J. Riede, *Sensorische Anfallsdetektion bei Epilepsie*, Best of
Pflege, https://doi.org/10.1007/978-3-658-24856-7_7

Kinder zumindest tagsüber nicht durch den Sensor beeinträchtigt wurden, so würde der Sensor in seiner jetzigen Gestaltung dazu führen, dass die Kinder ihre Erkrankung sichtbar nach außen tragen und sich mit ihrer Erkrankung aktiver auseinandersetzen müssten, was vielen Kindern, insbesondere in der (Vor-)Pubertät, schwerfallen würde.

Das kollidiert nämlich mit dem Interesse was du sagtest [Yf: es ist] das ist auch ein ganz starkes Interesse das denk ich auch aber auf der anderen Seite dieses bloß nicht irgendwie auffallen mit irgendwas was anders ist wie so'n Stigmata.

Uf: Und grade Pubertät Pubertät wenn man sich das vorstellt die ganze Phase und da überwiegt doch häufig dann äh dieses ich möchte lieber cool sein [Yf: Genau normal sein] ja normal sein akzeptiert nicht auf [Yf: gegen Sicherheit] nicht so auffallen. (Wf, Uf: 19-20, Fokusgruppe 10.10.)

Eine divergierende Meinung hierzu nehmen die Eltern und Kinder hierzu ein. Nur zwei Teilnehmende fühlten sich durch den Sensor in ihrer Attraktivität beeinflusst und etwa zwei Drittel der teilnehmenden Kinder und 90 % der Eltern gaben an, dass der Sensor auch außerhalb des klinischen Settings getragen würde. Ein Hauptgrund hierfür, neben der Anfallsdokumentation, kann die erhoffte Hilfe und mehr Sicherheit im Umgang mit der Epilepsie sein. Während die Krankheitsbewältigung emotional belastend sein kann, führt die gewünschte Hilfe und Sicherheit zu einer emotionalen Entlastung aller Beteiligten. Insbesondere die Eltern sind aufgrund der Erkrankung ihrer Kinder emotional hoch belastet, aus Angst und Sorge um ihr Kind (Bachmann, 2014). Der In-Ohr-Sensor, wenn er technisch einwandfrei funktioniert, kann an dieser Stelle Hilfe und Sicherheit bieten. Mit ein Grund für die Weiterempfehlung des Sensors durch die Kinder und Eltern an Dritte.

Eine wichtige Rolle für die Entlastung spielen die korrekte Anfallsdetektion und Anfallsdokumentation, die mehrheitlich auch von den Kindern und Eltern als Nutzen angegeben wurden. *„Die trauen sich ja gar nicht die [Kinder] allein zu lassen teilweise wenn die in bestimmten Phasen sind und sagten Mensch ich hab ja nicht mal getraut alleine auf Toilette zu gehen oder in die Dusche aus Angst da ist genau dann was oder ich krieg was nicht mit"* (Af: 221, Fokusgruppe 05.10). Dies gilt nicht nur für die Eltern, sondern ebenso für die professionell Pflegenden im klinischen Setting, die durch ein solches System die Kinder nicht permanent überwachen und sich Gedanken machen müssen, wenn sich das Kind außerhalb des Sichtkontaktes bewegt. Letztlich profitieren auch die Kinder. *„Zu den Hauptproblembereichen, mit denen sich chronisch kranke Kinder und Jugendliche konfrontiert sehen, gehören Einschränkung von Aktivitäten, Rückgang sozialer Kontakte, insbesondere Aufbau und Erhalt von Freundschaften"* (Bachmann, 2016, S. 18). Eine funktionierende Anfallsdetektion könnte dazu beitragen, dass die Kinder nicht im ständigen Fokus der Eltern oder Pflegenden sind und dadurch im Alltag freier sind und selbständiger sein können, was wiederum zu einer Steigerung der Akzeptanz führen kann.

Also ich denk auch grad bei ähm Kindern oder Jugendlichen mit ähm großen Anfällen ähm das man da nicht immer das Gefühl hat praktisch man muss wirklich permanent Sichtkontakt haben sondern das man ja wie gesagt denen Stück weit Freiraum einräumen kann wenn man weiß man wird dann praktisch da irgendwie über's Handy informiert oder so wenn irgendwelche Vorfälle sind. (Sf: 102, Fokusgruppe 09.10.)

Zwar wären die Kinder nicht mehr unter einer permanenten Überwachung in Sichtweite durch Dritte, dennoch unterlägen sie einer ständigen Überwachung durch den Sensor. Dies wurde jedoch von den teilnehmenden Kindern nicht als negativ empfunden, sondern eher als positiv, weil ihnen dadurch mehr Sicherheit gegeben würde.

Nicht nur für das Sicherheitsempfinden der Kinder, auch für das emotionale Erleben der Eltern und die generelle Akzeptanz ist es wichtig, dass, entsprechend den Ergebnissen in der Literatur (Hoppe et al., 2015; Van de Vel et al., 2016), die Anfallsdetektion funktioniert und wenige bis gar keine Fehlalarme ausgelöst werden.

Also wenn wenn sie merken es funktioniert und und wir haben das ja mit dem Epicare free äh haben wir ja die Erfahrung wenn die einfach merken da ein Anfall und ich wurde tatsächlich informiert und es hat funktioniert ich glaub ab dem Moment [Vf: (Zustimmung)] ist das tatsächlich ne Entlastung also so sind zumindest die Rückmeldungen [Vf: ja]. (Yf: 91, Fokusgruppe 10.10.)

Letztlich profitieren die professionell Pflegenden von dem In-Ohr-Sensor, sofern Anfälle korrekt detektiert und dokumentiert werden. Neben der schon erwähnten Entspannung bezüglich der Überwachung der Kinder, ist eine korrekte Dokumentation der epileptischen Anfälle der Ausgangspunkt der Therapie, insbesondere des Medikamentenregimes. Wie im Hintergrund dargestellt, ist die derzeitige manuelle Anfallsdokumentation durch die Betroffenen eher mäßig (Blum, Eskola, Bortz & Fisher, 1996; Hoppe, Poepel & Elger, 2007; Kerling, Mueller, Pauli & Stefan, 2006; Poochikian-Sarkissian et al., 2009). Eine automatisierte Erfassung der Anfälle könnte hier zu einer Verbesserung der Therapie führen, was sich wiederum positiv auf die Anfallsneigung und die Sicherheit und Freiheit der Kinder auswirkt.

8 Kritische Würdigung

Die vorliegende Arbeit wurde im Rahmen der Gesamtevaluation des Projekts EPItect angefertigt und teilweise finanziert. Der Autor versichert an dieser Stelle, dass die Vergütung keinen Einfluss auf die Ergebnisse gehabt hat.

Es zeigte sich, dass das gewählte Mixed-Methods-Design gut geeignet war, um die Fragestellungen zu beantworten. Beide Methoden waren miteinander vereinbar und ergänzten sich gegenseitig. Durch die Kombination von Gruppendiskussionen und einer Fragebogenerhebung im Pre-/Posttest-Design konnte ein umfassenderes Bild zur Praktikabilität des In-Ohr-Sensors erfasst werden. Des Weiteren konnten durch die Kombination und den zeitlichen Ablauf der einzelnen Studienteile die Fragebögen für die 2. Kohorte angepasst werden, um die Verständlichkeit für die Kinder zu erhöhen.

Eine Einschränkung der Studie liegt in der geringen Fallzahl im quantitativen Studienteil. Hier konnte die avisierte Teilnehmerzahl von insgesamt 60 Kindern und Jugendlichen nicht erreicht werden, obwohl die Datenerhebung der 1. Kohorte schon im Juli 2017 startete. Ein Hauptgrund hierfür waren die Ablehnungen zur Teilnahme an der Studie durch die Kinder. Bedingt durch die zeitlich begrenzte Dauer der Studie war es nicht möglich, die gesamte Testphase zu verlängern, um weitere potentielle Probanden zu gewinnen. Die kritisch zu betrachtende Auslobung einer Überraschung für die teilnehmenden Kinder führte zunächst zu einer vermehrten Teilnahme. Gleichwohl kam es auch nach dieser Auslobung zu Ablehnungen durch die Kinder, so dass davon ausgegangen werden kann, dass das Präsent keinen großen Einfluss auf die Teilnahmebereitschaft der Kinder hatte.

Ein weiterer Punkt ist die geringere Rücklaufquote der Posttest-Fragebögen. Ein möglicher Grund hierfür könnte nach Aussage der Studienassistentin im NEZ darin liegen, dass die Eltern nur bei der Aufnahme der Kinder im NEZ anwesend waren und nicht bei deren Entlassung. Hinzu kommt, dass insbesondere die Posttest-Fragebögen teilweise unvollständig ausgefüllt wurden, was einen Einfluss auf die Ergebnisse haben kann. Des Weiteren wurde bei der Auswertung der Fragebögen festgestellt, dass in den Fällen, in denen sowohl die Kinder als auch die Eltern den Fragebogen ausgefüllt haben, die Antworten vereinzelt deckungsgleich sind. Ein möglicher Grund hierfür könnte darin liegen, dass die Fragebögen gemeinsam ausgefüllt und die Antworten übernommen wurden. Gleichwohl ändert dies nichts an den Ergebnissen.

© Springer Fachmedien Wiesbaden GmbH, ein Teil von Springer Nature 2019
J. Riede, *Sensorische Anfallsdetektion bei Epilepsie*, Best of
Pflege, https://doi.org/10.1007/978-3-658-24856-7_8

Eine Stärke der Studie waren die Gruppendiskussionen im NEZ, an denen nahezu alle professionell Pflegenden im NEZ teilnahmen. Dies ermöglichte eine umfassendere interdisziplinäre Sichtweise bezüglich der Praktikabilität des In-Ohr-Sensors, sowohl im klinischen Setting als auch im außerklinischen Alltag, zu erfassen. Neben der interdisziplinären Sichtweise konnte, aufgrund der mitunter langjährigen Tätigkeiten der Mitarbeiter mit epilepsieerkrankten Kindern, auf ein breites Spektrum an Expertenerfahrungen zurückgegriffen werden.

Bei den Meta-Inferenzen stellte sich heraus, dass sich die Antworten der Kinder und Eltern bezüglich der Trageakzeptanz, insbesondere im außerklinischen Setting, von den Aussagen der Diskussionsteilnehmer unterschieden. Inwieweit an dieser Stelle sozial erwünschte Antworten von den Kindern und Eltern gegeben wurden oder die Einschätzungen der professionell Pflegenden falsch sind, kann an dieser Stelle nicht abschließend beurteilt werden.

9 Schlussfolgerungen

Der In-Ohr-Sensor scheint im klinischen Setting eine praktikable Lösung zur Detektion epileptischer Anfälle zu sein. Grundsätzlich wurde der Nutzen des In-Ohr-Sensors über alle Gruppen hinweg positiv eingeschätzt und von den Kindern und Eltern durchschnittlich mit 4 von maximal 5 Punkten bewertet. Darüber hinaus weisen die Ergebnisse darauf hin, dass der Sensor auch im außerklinischen Alltag praktikabel sein könnte.

Allerdings bedarf es einiger Verbesserungen bezüglich der Handhabbarkeit und der Sensorgestaltung. Aufgrund der Größe und des damit verbundenen Sitzes im äußeren Gehörgang scheint der Sensor jedoch nicht für alle Altersgruppen geeignet zu sein. Neben einer möglichen individuellen Anpassung des Sensors an das Ohr des Trägers, könnten farblich austauschbare Abdeckungen für den Sensor zu einer erhöhten Trageakzeptanz bei Kindern führen. Für Jugendliche müsste der Sensor so unauffällig wie möglich sein, was über ein kleineres Gerät und einer unauffälligen Farbgestaltung realisierbar wäre.

Das Ein- und Ausschalten des Sensors, durch zweimaliges Tippen mit dem Finger, funktionierte in der Testphase nicht so wie erhofft. Hier könnte ein Kippschalter zu einem besseren Handling beitragen. Des Weiteren wurden die Bedienung des Smartphones und der Verbindungsverlust zwischen Sensor und Smartphone als problematisch angesehen. Auch sei die Akkulaufzeit des Sensors zu gering. Hier wären Alarmmeldungen nützlich, die auf einen Verbindungsverlust oder einen leeren Akku hinweisen.

Letztlich ist der Nutzen für alle Beteiligten von einer funktionierenden Anfallsdetektion und –dokumentation, mit einer möglichst geringen Anzahl von Fehlalarmen, abhängig. Dies sollte bei der Programmierung berücksichtigt werden.

Um den In-Ohr-Sensor in der Praxis gut nutzen zu können, erscheint es sinnvoll, für die Betroffenen und deren Angehörigen Schulungen im Umgang mit dem Sensor anzubieten. Gleiches gilt für professionell Pflegende. Hier könnte im Rahmen der technischen Unterweisung von Medizingeräten der Umgang mit dem Sensor erläutert werden. Beide Maßnahmen könnten Unsicherheiten im Umgang mit der Technik minimieren bzw. beseitigen.

Sowohl die Diskussionsteilnehmer als auch die Kinder und Eltern äußerten sich zur Anwendung des In-Ohr-Sensors im außerklinischen Setting. Allerdings sollten die Ergebnisse, insbesondere die Angaben der Kinder und Eltern bezüglich der Nutzung des Sensors im Alltag, durch weitere Studien im ambulanten Setting überprüft werden. Dies auch vor dem Hintergrund, dass die Ergebnisse diesbezüglich zwischen den professionell Pflegenden und den Kindern und Eltern teilweise divergierend sind.

© Springer Fachmedien Wiesbaden GmbH, ein Teil von Springer Nature 2019
J. Riede, *Sensorische Anfallsdetektion bei Epilepsie*, Best of
Pflege, https://doi.org/10.1007/978-3-658-24856-7_9

Literaturverzeichnis

Bachmann, S. (2014). *Die Situation von Eltern chronisch kranker Kinder.* Bern: Verlag Hans Huber.

Blum, D. E., Eskola, J., Bortz, J. J. & Fisher, R. S. (1996). Patient awareness of seizures. *Neurology, 47* (1), 260-264.

Bundesdatenschutzgesetz (BDSG). In der Fassung der Bekanntmachung vom 14. Januar 2003 (BGBl. I S. 66), das zuletzt durch Artikel 10 Absatz 2 des Gesetzes vom 31. Oktober 2017 (BGBl. I S. 3618) geändert worden ist.

Bundesministerium für Familie, Senioren, Frauen und Jugend (BmFSFJ) (Hrsg.). (2014). Übereinkommen über die Rechte des Kindes. VN-Kinderrechtskonvention in Wortlaut mit Materialien. (5. Aufl.). [Online]. Zugriff am 12.12.2017. Verfügbar unter: https://www.bmfsfj.de/blob/jump/93140/uebereinkommen-ueber-die-rechte-des-kin-des-data.pdf

Camfield, P. & Camfield, C. (2015). Incidence, prevalence and aetiology of seizures and epilepsy in children. *Epileptic Disorders, 17* (2), 117-123.

Christensen, J., Pedersen, C. B., Sidenius, P., Olsen, J. & Vestergaard, M. (2015). Long-term mortality in children and young adults with epilepsy – A population-based cohort study. *Epilepsy Research, 114* (2015), 81-88.

Cosinuss° (Hrsg.). (2016). Cosinuss° One. Technisches Datenblatt. [Online]. Zugriff am: 15.09.2017. Verfügbar unter: https://www.cosinuss.com/content/1-produkte/1-one/datenblatt_cosinuss-one_v1.1-25072016-gs-deutsch.pdf

Deutsche Gesellschaft für Pflegewissenschaft e.V. (2016). Ethikkodex. [Online]. Verfügbar unter: http://dg-pflegewissenschaft.de/ethikkommission/ethikkodex/

Deutsche Gesellschaft für Pflegewissenschaft e.V. (DGP). (Ohne Datum). Muster für eine Einverständniserklärung. [Online]. Zugriff am: 10.03.2017. Verfügbar unter: http://www.dg-pflegewissenschaft.de/pdf/MusterEinverstaendnis.pdf

Deutsche Gesellschaft für Pflegewissenschaft e.V. (DGP). (Ohne Datum). Muster für ein In-formationsschreiben. [Online]. Zugriff am: 10.03.2017. Verfügbar unter: http://www.dg-pflegewissenschaft.de/pdf/MusterInformationsschreiben.pdf

© Springer Fachmedien Wiesbaden GmbH, ein Teil von Springer Nature 2019
J. Riede, *Sensorische Anfallsdetektion bei Epilepsie*, Best of
Pflege, https://doi.org/10.1007/978-3-658-24856-7

Deutsche Gesellschaft für Psychologie e.V. (2016). Berufsethische Richtlinien. [Online]. Ver-
      fügbar unter:
      https://www.dgps.de/fileadmin/documents/Empfehlungen/berufsethische_richtlinien_d
      gps.pdf

Döring, N. & Bortz, J. (2016). Qualitätskriterien in der empirischen Sozialforschung. In N.
      Döring & J. Bortz (Hrsg.), *Forschungsmethoden und Evaluation in den Sozial- und
      Humanwissenschaften* (5. vollständig überarbeitete, aktualisierte und erweiterte Aufl.)
      (S. 81-119). Berlin, Heidelberg: Springer.

Europäische Union (EU). (2000). Charta der Grundrechte der Europäischen Union. Amtsblatt
      der Europäischen Gemeinschaft 2000/C 364/01. [Online]. Zugriff am 12.12.2017. Ver-
      fügbar unter: www.europarl.europa.eu/charter/pdf/text_de.pdf

Flick, U. (2002). Qualität qualitativer Gesundheits- und Pflegeforschung – Diskussionsstand
      und Perspektiven. In D. Schaeffer & G. Müller-Mundt (Hrsg.), *Qualitative Gesund-
      heits- und Pflegeforschung* (S.393-414). Bern: Verlag Hans Huber.

Flick, U. (2011). *Qualitative Sozialforschung. Eine Einführung.* (4. Aufl.). Reinbek bei Ham-
      burg: Rowohlt Verlag.

Haas-Unmüßig, P. & Schmidt, C. (2010). Der Diskurs zu den Gütekriterien der qualitativen
      Forschung. *Pflege, 23* (2), 109-118.

Holst, A. G., Winkel, B. G., Risgaard, B., Nielsen, J. B., Rasmussen, P. V., Haunsø, S.,
      Sabers, A., Uldall, P. & Tfelt-Hansen, J. (2013). Epilepsy and risk of death and
      sudden unexpected death in the young: A nationwide study. *Epilepsia, 54* (9), 1613-
      1620.

Hoppe, C., Feldmann, M., Blachut, B., Surges, R., Elger, C. E. & Helmstaedter, C. (2015).
      Novel techniques for automated seizure registration: Patients' wants and needs.
      Epilepsy & Behavior, 52 (2015), 1-7.

Hoppe, C., Poepel, A. & Elger, C. E. (2007). Epilepsy: accuracy of patient seizure counts.
      Archives of neurology, 64 (11), 1595-1599.

Kerling, F., Mueller, S., Pauli, E. & Stefan, H. (2006). When do patients forget their seizures?
      An electroclinical study. *Epilepsy & Behavior, 9* (2), 281-285.

Kreuzer, J. (2009). *Alltagstaugliche Sensorik: Kontinuierliches Monitoring von Körperkern-temperatur und Sauerstoffsättigung.* Dissertation, Technische Universität München. [Online]. Zugriff am 11.03.2017. Verfügbar unter: https://mediatum.ub.tum.de/doc/886074/886074.pdf

Kruse, J. (2014). *Qualitative Interviewforschung. Ein integrativer Ansatz.* Weinheim, Basel: Beltz Juventa.

Kuckartz, U. (2014). *Mixed Methods. Methodologie, Forschungsdesigns und Analyseverfahren.* Wiesbaden: Springer Fachmedien.

Kuckartz, U. (2016). *Qualitative Inhaltsanalyse: Methoden, Praxis, Computerunterstützung.* (3. überarb. Aufl.). Weinheim, Basel: Beltz Juventa.

Lamnek, S. (2010). *Qualitative Sozialforschung.* (5. überarb. Aufl.). Weinheim, Basel: Beltz Verlag.

Lincoln, Y. S. & Guba, E. G. (1985). *Naturalistic Inquiry.* Newbury Park: Sage.

Mayring, P. (2002). *Einführung in die qualitative Sozialforschung.* (5. überarb. und neu ausgestattete Aufl.). Weinheim, Basel: Beltz Verlag.

Neubauer, B. A. & Hahn, A. (Hrsg.). (2014). *Dooses Epilepsien im Kindes- und Jugendalter.* (13. bearb. und akt. Aufl.). Berlin, Heidelberg: Springer-Verlag.

Neuhauser, H., Poethko-Müller, C. & KiGGS Study Group (2014). Chronische Erkrankungen und impfprävalente Infektionserkrankungen bei Kindern und Jugendlichen in Deutschland. Ergebnisse der KiGGS-Studie – Erste Folgebefragung (KiGGS Welle 1). *Bundesgesundheitsblatt 2014 (57)*, 779-788.

Polit, D. F., Beck, C. T. & Hungler, B. P. (2004). *Lehrbuch Pflegeforschung. Methodik, Beurteilung und Anwendung.* Bern: Verlag Hans Huber.

Poochikian-Sarkissian, S., Tai, P., del Campo, M., Andrade, D. M., Carlen, P. L., Valiantze, T. & Wennberg, R. A. (2009). Patient awareness of seizures as documented in the epilepsy monitoring unit. *Canadian journal of neuroscience nursing, 31* (4), 22-23.

Prakke, H. & Wurster, J. (1999). Gütekriterien für qualitative Forschung. *Pflege, 12,* 183-186.

Ramgopal, S., Thome-Souza, S., Jackson, M., Kadish, N. E., Sánchez Fernández, I., Klehm, J., Bosl, W. Reinsberger, C., Schachter, S. & Loddenkemper, T. (2014). Seizure detection, seizure prediction, and closed-loop warning systems in epilepsy. *Epilepsy & Behavior, 37* (2014), 291-307.

Schweizerische Akademie der Medizinischen Wissenschaften (SAMW). (Hrsg.). Forschung
mit Menschen. Ein Leitfaden für die Praxis. (2. überarb. Aufl.). [Online]. Verfügbar unter: http://www.samw.ch/de/Projekte/Archiv/Forschung-mit-Menschen.html

Ulate-Campos, A., Coughlin, F., Gaínza-Lein, M., Sánchez Fernández, I., Pearl, P. L. &
Loddenkemper, T. (2016). Automated seizure detection systems and their
effectiveness for each type of seizure. *Seizure, 40* (2016), 88-101.

Van de Vel, A., Cuppens, K., Bonroy, B., Milosevic, M., Jansen, K., Van Huffel, S.,
Vanrumste, B., Lagae, L. & Ceulemans, B. (2013). Non-EEG seizure-detection
systems and potential SUDEP prevention: State of the art. *Seizure, 22* (2013), 345-
355.

Van de Vel, A., Smets, K., Wouters, K. & Ceulemans, B. (2016). Automated non-EEG based
seizure detection: Do users have a say? *Epilepsy & Behavior, 62* (2016), 121-128.

World Health Organization (WHO). (2017). Epilepsy. Fact sheet. [Online]. Zugriff am:
03.09.2017. Verfügbar unter: http://www.who.int/mediacentre/factsheets/fs999/en/

Anhang

Anhang A 1: Technisches Datenblatt Cosinuss° One

Cosinuss° One — Technisches Datenblatt — Seite 1/2

Der weltweit leichteste und kabellose In-Ear Pulsmesser.
Als erstes Sport-Wearable überhaupt misst der °One Sensor
zusätzlich Deine Körpertemperatur während Deiner Aktivität.

- angenehm und sicher zu tragen
- präzise Messung der Vitalparameter
- preisgekröntes Design

COSINUSS°
Vital sight . mobile . continuous . convenient

Stand: Juli 2016

Allgemein

Größe	H 45 x B 38 x T 18 mm
Gewicht	6,5 Gramm
Trageart	kabelloser Sensor im Gehörgang mit Haltebügel und Auswerteeinheit. Links/Rechts neutral.
Arbeitstemperatur	-15 bis 55 °C
Ladetemperatur	0 bis 45 °C
Zertifikate	Bluetooth Smart (4.0), ANT+, CE
Gewährleistung	1 Jahr
Material	Thermoplaste, Silikon
Lieferumfang	1x cosinuss° One Sensor, 1x USB-Ladekabel, 1x Hartschalen-Case, 1x Bedienungsanleitung, cosinuss° One App (download)
Wasserdichtigkeit	spritzwassergeschützt

Sensortechnologie

Sensortypen	optischer Pulsmesser, Temperaturfühler, 3-Achsen Beschleunigungssensor	
Vitalparameter	Pulsfrequenz, Körpertemperatur, Herzratenvariabilität	
Sample Rate	100 Hz	
Drahtlos-Technologie	Bluetooth Smart (4.0) oder ANT+	Während der Initialisierung versendet der °One beide Signale, Bluetooth und ANT+. Innerhalb der ersten drei Minuten kannst du mit einem der Signale eine Verbindung aufbauen. Sobald erforigreich eine Verbindung besteht, wird das jeweils andere Signal ausgeschaltet.
earconnect Technologie	Die earconnect-Technologie ermöglicht die präzise Erfassung der Herzfrequenz, der Herzratenvariabilität und der Körpertemperatur. Dabei werden die Pulsfrequenz und die Herzratenvariabilität optisch mit der Circummission-Methode exakt gemessen. Die Körpertemperatur wird mittels Widerstandsfühler genau ermittelt. Anschließend werden die Vitalparameter mit intelligenten Algorithmen berechnet, digitalisiert und drahtlos an das verbundene Smartphone oder die Sportuhr weitergeleitet.	

Pulsmesser

Sensortyp	optischer Sensor
Messmethode	Circummission-Methode
Messgenauigkeit	±1 Schläge pro Minute (bpm)
LED Spektrum	grün

Temperaturfühler

Sensortyp	Pt1000
Messmethode	Widerstandsfühler
Messgenauigkeit	± 0,1 °C
Messumfang	0 bis 50 °C

© Springer Fachmedien Wiesbaden GmbH, ein Teil von Springer Nature 2019
J. Riede, *Sensorische Anfallsdetektion bei Epilepsie*, Best of
Pflege, https://doi.org/10.1007/978-3-658-24856-7

Beschleunigungssensor

Sensortyp	3-Achsen Beschleunigungssensor (linear)
Messgenauigkeit	± 0,1962 m/s²
Messumfang	-39,24 bis +39,24 m/s²

Bluetooth

Version	Bluetooth Smart, low energy specification version 4.0
Frequenz	ISM band 2.4 - 2.485 GHz
Sendeleistung	4 dBm
Signalreichweite	ca. 10 m
verbundene Geräteanzahl	1 Gerät
Datenrate	1 Hz
Unterstützte Profile	Battery Service, Device Information Service, Health Thermometer Service, Heart Rate Service

ANT+

Version	ANT+
Frequenz	ISM band 2.4 - 2.485 GHz
Sendeleistung	4 dBm
Signalreichweite	ca. 10 m
verbundene Geräteanzahl	unbegrenzt
Datenrate	4 Hz
Unterstützte Profile	Environment, Heart Rate Monitor

Akku

Typ	Lithium-Ionen-Akku
Nennladung	50 mAh
Laufzeit	ca. 8 Stunden
Ladezeit	ca. 1 Stunde
Standby-Zeit	bis zu 5 Monate

Kompatibilität

Android Apps	Android 4.3 oder höher
iPhone Apps	iPhone 4s oder höher
Smart Devices	alle Geräte, die Bluetooth Smart (4.0) or ANT+ unterstützen

cosinuss° One App

Google Play Store	gratis unter: cosinuss.com/de/produkte/one/app
Apple App Store	gratis unter: cosinuss.com/de/produkte/one/app
Beschreibung	*Das Wichtigste: Über die App erhältst Du immer die aktuellen cosinuss° Updates für Deinen "One. Die cosinuss° One App zeichnet alle gängigen Parameter Deiner Trainingssessions auf und zeigt Dir zusätzlich: Die Genauigkeit der aktuellen Messposition, die durch den Sensorkopf im Gehörgang definiert wird, den Akku-Ladestand Deines Sensors und Deine Puls- und Temperaturwerte.*

Auszeichnungen

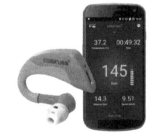

Kontakt und Support

Cosinuss GmbH
Kistlerhofstr. 60
D-81379 München

www.cosinuss.com
shop.cosinuss.com
www.facebook.com/cosinuss.wearables

Tel.: +49 (0)89 740 418 32
E-Mail: info@cosinuss.com

Anhang A 2: Informationsschreiben Jugendliche 1. Kohorte

Aufklärung Studienteilnehmer - Jugendliche

Titel der Studie:
Automatisierte Erkennung epileptischer Anfälle durch mobile Technologien
Studienteil: Evaluation des Ohrsensors bei Kindern und Jugendlichen im klinischen Setting -
Befragung zu Erwartungen, Zufriedenheit und Erfahrungen

(Studienphase 1)

Liebe Studieninteressierte,

die zeitnahe Entdeckung und genaue Dokumentation epileptischer Anfälle ist sowohl für Deine Sicherheit (Verletzungsfolgen) als auch für die ärztliche Therapieplanung (Medikamenten-einstellung) sehr wichtig. Wir wissen aus Untersuchungen, dass nur ca. 50% aller Anfälle am Tag und in der Nacht erfasst werden. Der Grund hierfür liegt vor allem darin, dass ein großer Teil der Anfälle weder von Dir selber noch von Dritten wahrgenommen wird.

Warum wird diese Studie durchgeführt?

Das Ziel der Studie ist die Entwicklung eines alltagstauglichen Geräts zur genauen Erfassung von Anfällen, verbunden mit einem Warnsystem, das im Falle eines schweren Anfalls bestimmte Personen informieren kann. Zusätzlich soll eine computergestützte Kommunikationsplattform entwickelt werden, die einen sicheren und unkomplizierten Informationsaustausch zwischen Dir, Deiner Familie und Ärzten und Pflegenden erlaubt. Des Weiteren könnte das Gerät Deine Sicherheit und Selbständigkeit erhöhen, Deine Therapie verbessern und damit Deine Lebenszufriedenheit positiv beeinflussen.

Mit diesem Ziel vor Augen wurden sowohl ein Ohrsensor zur Anfallsdetektion als auch eine elektronische Kommunikationsplattform inkl. App entwickelt.

Worum geht es bei dieser Studie?

Einerseits möchten wir herausfinden, ob epileptische Anfälle anhand von einfachen Körperfunktionen (Puls, Sauerstoffgehalt des Blutes, Körpertemperatur, Kopfbewegungen) sicher bestimmt werden können. Hierzu wird ein Ohr-Sensor namens °*One* von der Firma *Cosinuss*° (München) verwendet; dieser wurde initial für Sportler entwickelt, sitzt im äußeren Gehörgang und wird hinter dem Ohr befestigt.

Andererseits möchten wir erfahren, wie Du die Benutzung des Ohrsensors wahrnimmst. Hierfür wollen wir Deine Erwartungen und Erfahrungen mit dem Ohrsensor erfragen.

Hier siehst Du das Gerät, das wie ein Hörgerät in den äußeren Gehörgang gesteckt wird.

Wie ist der Ablauf?

Du bekommst zunächst einen Fragebogen, in dem wir von Dir wissen möchten, welche Erwartungen und Ansprüche Du an den Ohrsensor hast. Im Anschluss bekommst Du für die Dauer von 2 bis 3 Tagen innerhalb Deines Aufenthaltes den Ohrsensor. Den Ohrsensor sollst Du 3 Stunden vormittags, 3 Stunden nachmittags und in der Nacht, während Du schläfst, tragen. Im Anschluss an die 2 bis 3 Tage bekommst Du noch einen Fragebogen. Jetzt wollen wir wissen, welche Erfahrungen Du mit dem Ohrsensor gemacht hast. Dies ermöglicht uns Deine Erwartungen mit Deinen Erfahrungen zu vergleichen. Daher bitten wir Dich um eine ehrliche Beantwortung der Fragen.

Ist die Teilnahme freiwillig?

Ja. Deine Teilnahme ist freiwillig und Du kannst jeder Zeit sagen, dass Du nicht mehr mitmachen möchtest. Die Teilnahme ist für Dich kostenlos.

Was passiert mit Deinen Daten?

Anstelle Deines Namens wird auf den Fragebögen eine 6-stellige Zufallszahl stehen (Dein „Pseudonym"). Diese 6-stellige Zahl steht auch auf der beiliegenden Einwilligungserklärung. Dies ermöglicht uns die Fragebögen den Einwilligungserklärungen zuzuordnen. Durch die Verwendung der Zufallszahl können Fremde nicht herausfinden, wer welchen Fragebogen ausgefüllt hat. Nur die Forscher dieser Studie haben Zugriff auf die ausgefüllten Fragebögen. Zur Auswertung der Fragebögen werden alle Antworten mit einem Computerprogramm erfasst. Nach Abschluss der Studie werden alle Daten anonymisiert; niemand kann die Antworten den Studienteilnehmern zuordnen.

Ansprechpartner

Ich heiße Jens Riede, bin Gesundheits- und Kinderkrankenpfleger und studiere zurzeit an der Hochschule für Gesundheit in Bochum. Im Rahmen meiner Masterarbeit führe ich diese Studie durch, welche von Frau Prof. Dr. Sandra Bachmann betreut wird. Solltest Du Fragen oder ein sonstiges Anliegen haben, kannst Du Dich gerne unter der Telefonnummer 0234/77727668 oder per E-Mail (jriede@hs-gesundheit.de) melden.

Natürlich ist bei Fragen auch das Team des Norddeutschen Epilepsiezentrums ansprechbar.

Anhang A 3: Informationsschreiben Eltern

Titel der Studie:

Automatisierte Erkennung epileptischer Anfälle durch mobile Technologien

Studienteil: Evaluation des Ohrsensors bei Kindern und Jugendlichen im klinischen Setting -

Befragung zu Erwartungen, Zufriedenheit und Erfahrungen

(Studienphase 1)

Sehr geehrte Eltern / Sorgerechtsträger der Patientin, des Patienten,

wir möchten Sie fragen, ob Sie damit einverstanden sind, dass Ihr Kind bzw. das betreute Kind (nachfolgend wird nur „Kind" verwendet) an der nachfolgend beschriebenen klinischen Studie teilnimmt.

Die klinische Studie, die wir Ihnen hier vorstellen, wurde von einer Ethikkommission zustimmend bewertet. Sie wird an der Klinik für Epileptologie des Universitätsklinikums Bonn sowie der Klinik für Kinder- und Jugendmedizin II – Neuropädiatrie und Sozialpädiatrie – des Universitätsklinikums Schleswig-Holstein, Campus Kiel und am Norddeutschen Epilepsiezentrum Schwentinental/Raisdorf durchgeführt. Die Studie wird veranlasst und organisiert durch die Klinik für Epileptologie und finanziert durch öffentliche Gelder (Bundesministerium für Bildung und Forschung).

Die Teilnahme Ihres Kindes an dieser klinischen Studie ist freiwillig. Ihr Kind wird in diese Studie also nur dann einbezogen, wenn Sie dazu schriftlich Ihre Einwilligung erklären. Sofern Sie diese Einwilligung nicht erteilen oder später Ihr Kind vorzeitig ausscheiden lassen möchten, erwachsen Ihnen und Ihrem Kind daraus keine Nachteile.

Sie wurden bereits auf die geplante Studie angesprochen. Der nachfolgende Text soll Ihnen die Ziele und den Ablauf erläutern. Anschließend wird ein Studienarzt das Aufklärungsgespräch mit Ihnen führen. Bitte zögern Sie nicht, alle Punkte anzusprechen, die Ihnen unklar sind. Sie werden danach ausreichend Bedenkzeit erhalten, um über die Teilnahme Ihres Kindes zu entscheiden.

Warum wird diese Studie durchgeführt?

Bei der Erkrankung Ihres Kindes gibt es zunehmend Hinweise darauf, dass die Zählung epileptischer Anfälle durch das Eintragen in einen Anfallskalender aus verschiedenen Gründen oft lückenhaft ist. Die korrekte Erfassung ist aber für die optimale Beratung und Behandlung von herausragender Bedeutung, um eine möglichst niedrige (um unerwünschte Nebenwirkungen zu verringern), aber ausreichend hohe (um eine sehr gute Anfallskontrolle zu erreichen) Medikamentendosierung zu finden.

Durch das geplante Forschungsvorhaben soll untersucht werden, ob die tatsächliche Anzahl epileptischer Anfälle durch eine automatisierte Auswertung von einfachen Körperfunktionen (Puls, ggf. Sauerstoffsättigung im Blut, Körpertemperatur gemessen im Ohr, Bewegung von Kopf) sicher und alltagstauglich bestimmt werden kann. Von der Durchführung der vorgesehenen klinischen Studie erhoffen wir uns mit Hilfe einer Apparate-gestützten Anfallsdokumentation eine verbesserte Einschätzung der Anfallsaktivität Ihres Kindes, um Menschen mit Epilepsie künftig besser beraten und behandeln zu können.

Das bei der geplanten klinischen Studie eingesetzte Gerät namens *°One* von der Firma *Cosinuss°* (München) sitzt ähnlich einem Hörgerät im äußeren Gehörgang Das Gerät ist bereits frei auf dem Markt erhältlich, entspricht den Sicherheitsanforderungen der EG-Konformitätserklärung und wird von Sportlern im Freizeitbereich bereits genutzt. Das Gerät ist jedoch nicht für die Behandlung bzw. Anwendung bei der Krankheit Ihres Kindes zertifiziert und wurde bisher noch nicht systematisch bei Menschen mit Epilepsie eingesetzt, es handelt sich also um eine Erstanwendung.

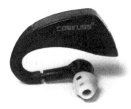

Abbildung 1. Der In-Ohr-Sensor namens °*One* von der Firma *Cosinuss*° wird ähnlich einem Hörgerät in den äußeren Gehörgang eingebracht.

Worum geht es bei diesem Studienteil?

Bei jedem Studienteilnehmer wird das oben genannte Gerät während des stationären Aufenthalts im Norddeutschen Epilepsiezentrum eingesetzt. Wir wollen in dieser Zeit prüfen, ob das Gerät von den Kindern und Jugendlichen im Alltag toleriert wird, ob beim Tragen des Gerätes Probleme auftreten (z.B. Probleme beim Hören oder Unannehmlichkeiten durch das Tragen des Gerätes im Ohr). Zusätzlich werden wir die Aufzeichnungen des Gerätes mit den Beobachtungen unserer Mitarbeiter, die jeden sichtbaren Anfall der Kinder genau dokumentieren, vergleichen.

Das Projekt umfasst 2 Testphasen:

In der 1. Testphase soll geprüft werden, ob das Gerät von den Kindern und Jugendlichen während kürzerer Tragedauer (je 3 Stunden vormittags und nachmittags oder über Nacht) toleriert wird.

In der 2. Testphase soll geprüft werden, ob das Gerät von Kindern und Jugendlichen auch dauerhaft im Alltag getragen werden kann, dazu soll das Gerät für 3-5 Tage getragen werden.

Ihr Kind ist für die Teilnahme in Testphase 1 vorgesehen.

Wie ist der Ablauf der Studie und was muss ich bei Teilnahme meines Kindes beachten?

Bei Aufnahme in diese klinische Studie wird die Vorgeschichte der Krankheit Ihres Kindes erhoben, Ihr Kind wird im Rahmen der stationären Aufnahme im Norddeutschen Epilepsiezentrum einer umfassenden ärztlichen Untersuchung unterzogen, erhält die normale Routine-EEG-Diagnostik (Wach- und Schlaf-EEG) und wird für mehrere Tage durch unser Personal begleitet und beobachtet. Nachts erfolgt eine Kamera-Überwachung im Schlaf auf unserer Station, auch dies entspricht der Routine eines Aufenthalts im Norddeutschen Epilepsiezentrum.

Die Untersuchungen werden in Zusammenarbeit mit dem Fachpersonal (MTA, Gesundheitspflegern und Ärzten) im Norddeutschen Epilepsiezentrum während der Zeit des stationären Aufenthalts durchgeführt.

Sie bekommen zunächst einen Fragebogen, in dem Sie ihre Erwartungen und Ansprüche an den Ohrsensor mitteilen. Im Anschluss bekommt Ihr Kind für die Dauer von 2 bis 3 Tagen innerhalb des Aufenthaltes im Norddeutschen Epilepsiezentrum den Ohrsensor. Den Ohrsensor soll Ihr Kind 3 Stunden vormittags, 3 Stunden nachmittags und in der Nacht, während es schläft, tragen. Die Seite kann während der Untersuchungszeit nach den Bedürfnissen Ihres Kindes gewechselt werden. Im Anschluss an die 2 bis 3 Tage bekommen Sie noch einen Fragebogen. Jetzt wollen wir wissen, welche Erfahrungen Sie / Ihr Kind mit dem Ohrsensor gemacht haben. Dies ermöglicht uns Ihre Erwartungen mit Ihren Erfahrungen zu vergleichen. Daher bitten wir Sie um eine ehrliche Beantwortung der Fragen.

Kinder und Jugendliche, die ohne Begleitung ihrer Eltern im Norddeutschen Epilepsiezentrum aufgenommen sind, werden täglich mittags und abends nach Problemen der Unannehmlichkeiten beim Tragen des Sensors gefragt und erhalten ebenfalls Fragebögen. Im Anschluss an die Testphasen werden auch die Mitarbeiter des Norddeutschen Epilepsiezentrums zu ihren Erfahrungen befragt.

Der Krankenhausaufenthalt Ihres Kindes wird sich durch die Teilnahme an dieser Studie nicht verlängern.

Welchen persönlichen Nutzen habe ich und hat mein Kind von der Teilnahme an der Studie?

Sie selbst und auch Ihr Kind werden durch die Teilnahme an dieser Studie voraussichtlich keinen persönlichen Gesundheitsnutzen haben. Die Ergebnisse der Studie können aber möglicherweise dazu führen, zu der künftigen Entwicklung einer korrekten Anfallszählung beizutragen. Damit könnte mittel- und langfristig die Behandlung von Menschen mit Epilepsie durch eine bessere Anpassung der Medikamente optimiert werden.

Welche Risiken sind mit der Teilnahme meines Kindes an der Studie verbunden?

Zu erwartende Risiken für den teilnehmenden Patienten: die Messfühler des In-Ohr Sensors ("One") Gerätes könnten zu örtlichen Druckstellen und schlimmstenfalls Entzündungen am Ohr (äußerer Gehörgang, Ohrmuschel) führen. Um dieses Risiko gering zu halten, kann die Trageseite regelmäßig nach den Bedürfnissen Ihres Kindes gewechselt werden. Zu einer alltagsrelevanten Minderung der Hörfähigkeit kommt es unserer Einschätzung und Erfahrung nach bei beiderseits Normalhörenden nicht. Bei einer „Hautempfindlichkeit" (Allergie oder Überempfindlichkeit gegen Silikon) könnte es zu lokalen Hautreizungen im äußeren Gehörgang oder an der Ohrmuschel kommen.

Bitte teilen Sie den Mitarbeitern der Studienstelle alle Beschwerden Ihres Kindes, seine Erkrankungen oder Verletzungen mit, die im Verlauf der klinischen Studie auftreten. Falls diese schwerwiegend sind, teilen Sie den Mitarbeitern der Studienstelle diese bitte umgehend mit.

Welche anderen Behandlungsmöglichkeiten gibt es außerhalb der Studie?

Derzeit gibt es nur die Möglichkeit einer Anfallsdokumentation durch EEG-Ableitungen oder durch eigenhändiges Eintragen in einen Anfallskalender.

Wer darf an dieser klinischen Studie nicht teilnehmen?

Grundsätzlich kann jeder Epilepsiepatient an dieser Studie teilnehmen. Sollte Ihr Kind bekannte Allergien gegen Silikon (Material des In-Ohr Sensors), schwere Hauterkrankungen am Ohr oder schwere Hörminderungen haben, muss eine Teilnahme individuell geprüft werden.

Entstehen für mich Kosten durch die Teilnahme meines Kindes an der klinischen Studie? Erhalte ich oder mein Kind eine Aufwandsentschädigung?

Durch die Teilnahme Ihres Kindes an dieser klinischen Studie entstehen für Sie keine zusätzlichen Kosten. Für die Teilnahme an dieser klinischen Studie erhalten Sie und Ihr Kind keine Aufwandsentschädigung.

Ist mein Kind während der klinischen Studie versichert?

Sollten wider Erwarten Schädigungen auftreten, kann bei schuldhaft verursachten Schädigungen ein Entschädigungsanspruch über die Haftpflichtversicherung des Universitätsklinikums Bonn bzw. der Klinik für Kinder- und Jugendmedizin II – Neuropädiatrie und Sozialpädiatrie – des Universitätsklinikums Kiel und des Norddeutschen Epilepsiezentrums Schwentinental/Raisdorf geltend gemacht werden. Zudem besteht eine Produkthaftpflichtversicherung für das eingesetzte Produkt der Firma *Cosinuss°*. Eine gesonderte oder darüber hinausgehende Patientenversicherung wurde nicht abgeschlossen.

Werden mir neue Erkenntnisse während der klinischen Studie mitgeteilt?

Die Auswertung der erhobenen Untersuchungen erfolgt erst nach Beendigung der Teilnahme Ihres Kindes an der Studie. Eine Auswirkung auf die Diagnose und Behandlung der Erkrankung Ihres Kindes haben die Ergebnisse nicht.

Wer entscheidet, ob mein Kind aus der klinischen Studie ausscheidet?

Sie können jederzeit, auch ohne Angabe von Gründen, die Teilnahme Ihres Kindes beenden, ohne dass Ihnen oder Ihrem Kind dadurch irgendwelche Nachteile bei der medizinischen Behandlung entstehen.

Unter gewissen Umständen ist es aber auch möglich, dass der Studienarzt entscheidet, die Teilnahme Ihres Kindes an der klinischen Studie vorzeitig zu beenden, ohne dass Sie auf die Entscheidung Einfluss haben. Die Gründe hierfür können z. B. sein:

- Die weitere Teilnahme Ihres Kindes an der klinischen Studie ist ärztlich nicht mehr vertretbar.
- Es wird die gesamte klinische Studie abgebrochen.

Was geschieht mit den Daten meines Kindes?

Während der klinischen Studie werden medizinische Befunde und persönliche Informationen von Ihrem Kind erhoben und in der Studienstelle in der persönlichen Akte Ihres Kindes niedergeschrieben oder elektronisch gespeichert. Die für die klinische Studie wichtigen Daten werden zusätzlich in pseudonymisierter Form gespeichert und ausgewertet. Darüber hinaus werden die klinischen Daten und die mit dem In-Ohr-Sensor °One gemessenen Körpersignale Ihres Kindes in pseudonymisierter Form an die wissenschaftlichen Projektpartner (Fraunhofer Institut für Software und Systemtechnik (ISST) in Dortmund, Firma *Cosinuss°* in München, Universitätsklinik für Neuropädiatrie in Kiel) weitergegeben. Dazu werden die Rohdaten verschlüsselt per Bluetooth von dem In-Ohr-Sensor an die Software-App sowie ein ausschließlich für Studienzwecke genutztes Smartphone gesendet und dort zwischengespeichert. Schließlich werden die verschlüsselten Daten vom Smartphone per WLAN-Internetverbindung an den cosinuss° Lab Server weitergeleitet und dort gespeichert. Die Daten auf dem Smartphone werden gelöscht. Der cosinuss° Lab Server ist vor Zugriffen anderer geschützt und gewährt lediglich beteiligten Personen Zugang zu den pseudonymisierten Daten.

Pseudonymisiert bedeutet, dass keine Angaben von Namen oder Initialen verwendet werden, sondern nur ein Nummern- und/oder Buchstabencode, evtl. mit Angabe des Geburtsjahres.

Die Daten sind gegen unbefugten Zugriff gesichert.

Die gesetzlichen Bestimmungen enthalten nähere Vorgaben für den erforderlichen Umfang der Einwilligung in die Datenerhebung und -verwendung. **Einzelheiten, insbesondere zur Möglichkeit eines Widerrufs, entnehmen Sie bitte der Einwilligungserklärung.**

Was geschieht mit den zusätzlich erhobenen Daten meines Kindes?

Die für diese Studie zusätzlich erhobenen Daten (Puls- bzw. Herzrate, Sauerstoffgehalt im Blut, Körpertemperatur, Kau- und Kopfbewegungen) werden bereits bei Erhebung pseudonymisiert. Die pseudonymisierten Daten werden den am Projekt beteiligten Kooperationspartnern (Fraunhofer-Institut für Software- und Systemtechnik (ISST) in Dortmund, *Cosinuss°* in München, Universitätsklinik für Neuropädiatrie in Kiel) zugänglich gemacht. Für Details siehe Beschreibungen unter Punkt 12. Vor der Veröffentlichung der Daten und Ergebnisse (bspw. in internationalen Fachzeitschriften) werden die Daten anonymisiert. Eine weitergehende Verwendung des Materials ist nicht vorgesehen.

An wen wende ich mich bei weiteren Fragen?

Beratungsgespräche an der Studienstelle

Sie haben stets die Gelegenheit zu weiteren Beratungsgesprächen mit den auf Seite 1 genannten Studienärzten, um weitere Fragen im Zusammenhang mit der klinischen Studie zu klären. Auch Fragen, die Ihre Rechte und Pflichten als Sorgerechtsträger sowie die Ihres Kindes als Teilnehmer an der klinischen Studie betreffen, werden gerne beantwortet.

Ansprechpartner für diesen Studienteil:

Ich heiße Jens Riede, bin Gesundheits- und Kinderkrankenpfleger und studiere zurzeit an der Hochschule für Gesundheit in Bochum. Im Rahmen meiner Masterarbeit führe ich diese Studie durch, welche von Frau Prof. Dr. Sandra Bachmann betreut wird. Sollten Sie Fragen oder ein sonstiges Anliegen haben, können Sie sich gerne unter der Telefonnummer 0234/77727668 oder per E-Mail (jriede@hs-gesundheit.de) melden.

Anhang A 4: Einwilligungserklärung Eltern

Einwilligungserklärung

Name des Kindes in Druckbuchstaben

geb. am .... Teilnehmer-Nr. ....

Ich

....

Name des Sorgerechtsträgers in Druckbuchstaben

bin in einem persönlichen Gespräch durch den Studienarzt

....

Name der Ärztin / des Arztes

ausführlich und verständlich über die eingesetzten Geräte sowie über Wesen, Bedeutung, Risiken und Tragweite der klinischen Studie aufgeklärt worden. Ich habe darüber hinaus den Text der Patienteninformation sowie die hier nachfolgend abgedruckte Datenschutzerklärung gelesen und verstanden. Ich hatte die Gelegenheit, mit dem Studienarzt über die Durchführung der klinischen Studie bei meinem Kind zu sprechen. Alle meine Fragen wurden zufrieden stellend beantwortet.

Möglichkeit zur Dokumentation zusätzlicher Fragen seitens des Patienten oder sonstiger Aspekte des Aufklärungsgesprächs:

Ich hatte ausreichend Zeit, mich zu entscheiden.

Mir ist bekannt, dass ich jederzeit und ohne Angabe von Gründen meine Einwilligung zur Teilnahme meines Kindes an der Studie zurückziehen kann (mündlich oder schriftlich), ohne dass mir oder meinem Kind daraus Nachteile für die medizinische Behandlung entstehen. Ich wurde darüber informiert, dass Ergebnisse dieser Untersuchungen durch industrielle Kollaborationspartner ggf. gewerblich genutzt werden könnten und dass sich für mich oder mein Kind daraus kein Anspruch auf finanziellen Nutzen bzw. Entschädigung ergibt.

Datenschutz:

Mir ist bekannt, dass bei dieser klinischen Prüfung personenbezogene Daten, insbesondere medizinische Befunde über mein Kind erhoben, gespeichert und ausgewertet werden sollen. Die Verwendung der Angaben über die Gesundheit meines Kindes erfolgt nach gesetzlichen Bestimmungen und setzt vor der Teilnahme an der klinischen Prüfung folgende freiwillig abgegebene Einwilligungserklärung voraus, das heißt ohne die nachfolgende Einwilligung kann mein Kind nicht an der klinischen Prüfung teilnehmen.

☐ Ich erkläre mich damit einverstanden, dass im Rahmen dieser klinischen Studie personenbezogene Daten meines Kindes, insbesondere Angaben über seine Gesundheit, erhoben und in Papierform sowie auf elektronischen Datenträgern im Norddeutschen Epilepsiezentrum aufgezeichnet werden. Soweit erforderlich, dürfen die erhobenen Daten pseudonymisiert (verschlüsselt) an die am Projekt beteiligten Kooperationspartner (Fraunhofer-Institut für Software- und Systemtechnik (ISST) in Dortmund, *Cosinuss°* München, Universitätskliniken Bonn und Kiel) weitergegeben werden. Im Falle unerwünschter Ereignisse dürfen die Daten an die zuständige Landesbehörde berichtet werden.

☐ Außerdem erkläre ich mich damit einverstanden, dass autorisierte und zur Verschwiegenheit verpflichtete Beauftragte des Auftraggebers sowie die zuständigen Überwachungsbehörden in die beim Studienarzt vorhandenen personenbezogenen Daten meines Kindes, insbesondere seine Gesundheitsdaten, Einsicht nehmen, soweit dies für die Überprüfung der ordnungsgemäßen Durchführung der Studie notwendig ist. Für diese Maßnahme entbinde ich den Studienarzt von der ärztlichen Schweigepflicht.

☐ Ich bin darüber aufgeklärt worden, dass ich jederzeit die Teilnahme meines Kindes an der klinischen Prüfung beenden kann. Beim Widerruf meiner Einwilligung zur Teilnahme meines Kindes an der Studie habe ich das Recht, die Löschung aller seiner bis dahin gespeicherten personenbezogenen Daten zu verlangen.

☐ Ich erkläre mich damit einverstanden, dass die Daten meines Kindes nach Beendigung oder Abbruch der Prüfung mindestens 15 Jahre aufbewahrt werden. Danach werden seine personenbezogenen Daten gelöscht.

☐ Ich erkläre mich damit einverstanden, dass die pseudonymisierten Rohdaten meines Kindes dauerhaft gespeichert werden. Sofern die Daten für ein weiteres Forschungsprojekt genutzt werden sollen, werde ich über das Projekt informiert und um eine Einwilligungserklärung für das jeweilige Forschungsprojekt gebeten.

Ich erkläre mich bereit, dass mein Kind an der oben genannten klinischen Studie freiwillig teilnimmt.

Ein Exemplar der Patienten-Information und -Einwilligung habe ich erhalten. Ein Exemplar verbleibt im Studienzentrum.

....

Name des Patienten in Druckbuchstaben

....

Name des Sorgerechtsträgers in Druckbuchstaben

....

Datum Unterschrift des Sorgerechtsträgers

Ich habe das Aufklärungsgespräch geführt und die Einwilligung des Sorgerechtsträgers eingeholt.

....

Name des Studienarztes/der Studienärztin in Druckbuchstaben

....

Datum Unterschrift des aufklärenden **Studienarztes/der Studienärztin**

Anhang A 5: Informationsschreiben und Einwilligungserklärung professionell Pflegende

Titel der Studie:

Automatisierte Erkennung epileptischer Anfälle durch mobile Technologien Studienteil: Evaluation des Ohrsensors bei Kindern und Jugendlichen im klinischen Setting - Gruppendiskussion zu Praktikabilität, Zufriedenheit und Erfahrungen

Sehr geehrtes medizinisches, pflegerisches und therapeutisches Team,

wir möchten Sie fragen, ob Sie damit einverstanden sind an unten beschriebener Studie teilzunehmen.

Die klinische Studie, die wir Ihnen hier vorstellen, wurde von einer Ethikkommission zustimmend bewertet. Sie wird an der Klinik für Epileptologie des Universitätsklinikums Bonn sowie der Klinik für Kinder- und Jugendmedizin II – Neuropädiatrie und Sozialpädiatrie – des Universitätsklinikums Schleswig-Holstein, Campus Kiel und am Norddeutschen Epilepsiezentrum Schwentinental/Raisdorf durchgeführt. Die Studie wird veranlasst und organisiert durch die Klinik für Epileptologie und finanziert durch öffentliche Gelder (Bundesministerium für Bildung und Forschung).

Die Teilnahme an dieser Studie ist freiwillig. Sie werden in diese Studie also nur dann einbezogen, wenn Sie dazu schriftlich Ihre Einwilligung erklären. Sofern Sie diese Einwilligung nicht erteilen oder später vorzeitig ausscheiden möchten, erwachsen Ihnen daraus keine Nachteile.

Sie wurden bereits auf die geplante Studie angesprochen. Der nachfolgende Text soll Ihnen die Ziele und den Ablauf erläutern. Sie werden danach ausreichend Bedenkzeit erhalten, um über die Teilnahme zu entscheiden.

Warum wird diese Studie durchgeführt?

Es gibt zunehmend Hinweise darauf, dass die Zählung epileptischer Anfälle durch das Eintragen in einen Anfallskalender aus verschiedenen Gründen oft lückenhaft ist. Die korrekte Erfassung ist aber für die optimale Beratung und Behandlung von herausragender Bedeutung, um eine möglichst niedrige (um unerwünschte Nebenwirkungen zu verringern), aber ausreichend hohe (um eine sehr gute Anfallskontrolle zu erreichen) Medikamentendosierung zu finden.

Durch das geplante Forschungsvorhaben soll untersucht werden, ob die tatsächliche Anzahl epileptischer Anfälle durch eine automatisierte Auswertung von einfachen Körperfunktionen (Puls, ggf. Sauerstoffsättigung im Blut, Körpertemperatur gemessen im Ohr, Bewegung von Kopf) sicher und alltagstauglich bestimmt werden kann. Von der Durchführung der vorgesehenen klinischen Studie erhoffen wir uns mit Hilfe einer Apparate-gestützten Anfallsdokumentation eine verbesserte Einschätzung der Anfallsaktivität von Epilepsiepatienten, um Menschen mit Epilepsie künftig besser beraten und behandeln zu können.

Das bei der geplanten klinischen Studie eingesetzte Gerät namens °*One* von der Firma *Cosinuss*° (München) sitzt ähnlich einem Hörgerät im äußeren Gehörgang Das Gerät ist bereits frei auf dem Markt erhältlich, entspricht den Sicherheitsanforderungen der EG-

Konformitätserklärung und wird von Sportlern im Freizeitbereich bereits genutzt. Das Gerät ist jedoch nicht für die Behandlung bzw. Anwendung bei der Krankheit „Epilepsie" zertifiziert und wurde bisher noch nicht systematisch bei Menschen mit Epilepsie eingesetzt, es handelt sich also um eine Erstanwendung.

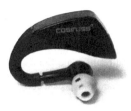

Abbildung 1. Der In-Ohr-Sensor namens °*One* von der Firma *Cosinuss*° wird ähnlich einem Hörgerät in den äußeren Gehörgang eingebracht.

Worum geht es bei diesem Studienteil?

Einerseits möchten wir herausfinden, ob epileptische Anfälle anhand von einfachen Körperfunktionen (Puls, Sauerstoffsättigung, Körpertemperatur, Kopfbewegungen) sicher bestimmt werden können. Hierzu wird ein Ohr-Sensor namens °*One* von der Firma *Cosinuss*° (München) verwendet; dieser sitzt ähnlich einem Hörgerät im äußeren Gehörgang und wird hinter dem Ohr befestigt.

Andererseits möchten wir erfahren, wie Ihre Zufriedenheit und Erfahrung mit dem Ohrsensor ist und wie Sie die Praktikabilität des Ohrsensors einschätzen.

Wie ist der Ablauf der Studie?

In den kommenden Wochen und Monaten soll die praktische Anwendbarkeit des Ohrsensors bei insgesamt 60 Kindern und Jugendlichen im Norddeutschen Epilepsiezentrum getestet werden. Die Kinder und Jugendlichen bzw. deren Eltern füllen zwei Fragebögen aus.

Mit Ihnen als professionell Tätige würden wir gerne am Ende der Testphase (voraussichtlich September/Oktober 2017) einen Workshop in Form einer Gruppendiskussion durchführen.

Dieser Workshop wird audiovisuell mittels Videokamera und Tonaufnahmegerät aufgezeichnet, um eine spätere Auswertung der Inhalte zu ermöglichen.

Welchen persönlichen Nutzen habe ich von der Teilnahme an der Studie?

Sie selbst werden durch die Teilnahme an dieser Studie keinen persönlichen Gesundheitsnutzen haben. Die Ergebnisse der Studie können aber möglicherweise dazu führen, zur künftigen Entwicklung einer korrekten Anfallszählung beizutragen. Damit könnte mittel- und langfristig die Behandlung von Menschen mit Epilepsie durch eine bessere Anpassung der Medikamente optimiert werden.

Ist die Teilnahme freiwillig?

Ja. Ihre Teilnahme ist freiwillig und Sie können jeder Zeit, ohne Angabe von Gründen sagen, dass Sie an der Studie nicht mehr teilnehmen möchten. Die Teilnahme ist für Sie kostenlos.

Was geschieht mit den audiovisuellen Daten?

Um die audiovisuellen Daten verschriftlichen und einzelnen Personen zuordnen zu können, werden in den Workshops Schilder mit Namen und Berufsgruppe aufgestellt. Während der digitalen Verschriftlichung werden die Namen durch Nummern ersetzt, so dass an dieser Stelle eine Pseudonymisierung der Daten erfolgt. Diese pseudonymisierten Daten werden für die weitere Auswertung genutzt. Nach Beendigung der Studie werden die Namen gelöscht, so dass keine Zuordnung der Aussagen zu einzelnen Personen mehr möglich ist. Falls Sie an der Studie nicht mehr teilnehmen möchten, werden alle Daten, die Sie betreffen, gelöscht.

Nur die Forscher dieser Studie haben Zugriff auf diese Daten. Die Daten werden nur in dieser Studie verwendet und nicht an dritte unbeteiligte weitergegeben. Auch wenn Studienergebnisse in Fachzeitschriften veröffentlicht werden sollten, erscheinen keine Namen der Teilnehmer.

An wen wende ich mich bei weiteren Fragen?

Beratungsgespräche an der Studienstelle

Sie haben stets die Gelegenheit zu weiteren Beratungsgesprächen mit den auf Seite 1 genannten Studienärzten, um weitere Fragen im Zusammenhang mit der klinischen Studie zu klären.

Ansprechpartner für diesen Studienteil:

Ich heiße Jens Riede, bin Gesundheits- und Kinderkrankenpfleger und studiere zurzeit an der Hochschule für Gesundheit in Bochum. Im Rahmen meiner Masterarbeit führe ich diese Studie durch, welche von Frau Prof. Dr. Sandra Bachmann betreut wird. Sollten Sie Fragen oder ein sonstiges Anliegen haben, können Sie sich gerne unter der Telefonnummer 0234/77727668 oder per E-Mail (jriede@hs-gesundheit.de) melden.

Einwilligungserklärung

Ich

....

Name in Druckbuchstaben

bin in einem persönlichen Gespräch durch die verantwortlichen Ansprechpartner
dieses Studienteils

....

Name

ausführlich und verständlich über die Inhalte der Studie aufgeklärt worden. Ich habe
darüber hinaus den Text der Studieninformation sowie die hier nachfolgend
abgedruckte Datenschutzerklärung gelesen und verstanden. Ich hatte die Gelegenheit,
mit den verantwortlichen Ansprechpartnern über die Durchführung der Studie zu
sprechen. Alle meine Fragen wurden zufrieden stellend beantwortet.

Möglichkeit zur Dokumentation zusätzlicher Fragen oder sonstiger Aspekte des
Aufklärungsgesprächs:

Ich hatte ausreichend Zeit, mich zu entscheiden.

Mir ist bekannt, dass ich jederzeit und ohne Angabe von Gründen meine Einwilligung
zur Teilnahme an der Studie zurückziehen kann (mündlich oder schriftlich), ohne dass
mir daraus Nachteile entstehen. Ich wurde darüber informiert, dass Ergebnisse dieser
Untersuchungen durch industrielle Kollaborationspartner ggf. gewerblich genutzt
werden könnten und dass sich für mich daraus kein Anspruch auf finanziellen Nutzen
bzw. Entschädigung ergibt.

Ich erkläre mich bereit an der oben genannten Studie freiwillig teilzunehmen.

Ein Exemplar der Studieninformation und -Einwilligung habe ich erhalten. Ein Exemplar verbleibt im Studienzentrum.

....

Name in Druckbuchstaben

....

Datum Unterschrift

Ich habe das Aufklärungsgespräch geführt und die Einwilligung des Studienteilnehmers eingeholt.

....

Name des verantwortlichen Ansprechpartners in Druckbuchstaben

....

Anhang A 6: Induktive Codebildung der ersten Gruppendiskussion

Code	Textstelle	Anfang	Ende
Sensorgröße	Ich fand den Sensor zu groß für unsere Kinder	6	6
Sensor schwer einzusetzen	Der war sehr schwer einzusetzen	6	6
Sitz	hielt schwer im Ohr (.ähm..) is auch immer wieder rausgefallen	6	6
Gestörter Schlaf	Die hatten teilweise nen gestörten Schlaf oder aber eben das sie sagten Mensch ich hab mich nicht getraut umzudrehen, weil ich dann auf dem Ding liege oder es ist dann rausgefallen.	6	6
Sensorgröße	Also zu groß	6	6
Sensor zu auffällig	zu auffällig	6	6
Geschützte Umgebung	das ich das Gefühl hab die Kinder haben hier zum großen Teil nur mitgemacht weil's in ner geschützten Umgebung (Gruppe: Zustimmens Nicken) war, wo wo sie eben auch ein Helm tragen können oder wo sie einfach dadurch nicht so auffallen und (äh) wo ich mir wirklich überhaupt nicht sicher bin, auch wenn sie es teilweise so mit Mama und Papa zusammen ausgefüllt haben, ob sie's draußen tragen würden, sondern eher so um die Ecke und dann wieder rausgenommen und in die Tasche gesteckt vielleicht also viele fanden echt zu auffällig.	6	6
Sensor zu auffällig	also viele fanden echt zu auffällig.	6	6
Probleme mit den Smartphones	Das es mal nicht geklappt hat mit den Handys so wie's hätte sein sollen	7	7
Geschützte Umgebung	Ich hatte auch oftmals den Eindruck die Kinder machen dies jetzt mit weil es jetzt weil sie wussten es ist jetzt nur hier	7	7
Sensor keine Zukunft zu Hause	ich war sehr skeptisch auch das es zu Hause (ähm) das es Zukunft hat zu Hause für unsere Kinder Klienten.	7	7
Überrascht das es funktionierte	überrascht das es besser ging als ich erwartet hab, also ich hab eigentlich gedacht das funktioniert überhaupt nicht	8	8
Kinder hatten wenig Probleme mit dem Sensor	fand das die Kinder selber ja relativ wenig Probleme damit hatten	8	8
Selten beschwert das es drückt	haben sich relativ selten beschwert das es drückt	8	8
Selten beschwert das sie schlechter hören	das sie schlechter hören	8	8
Keine reelle Anwendung durch technische Probleme	die technischen Probleme sind einfach noch zu groß um es irgendwie reell anwenden zu können	8	8
Nicht überzeugt das unterschiedliche Anfallsarten gemessen werden	ich bin noch nicht davon überzeugt, dass das Ding wirklich (ähm) unterschiedliche Anfallstypen messen (.) wird.	8	8
Aufzeichnung großer Anfälle	Das es große Anfälle aufzeichnet ja	8	8

Benötigte Anfallsaufzeichnung	aber das ist eigentlich nicht das was wir in der Form brauchen	8	8
Sitz	Das Einzige was mich halt selbst auch gestört hat war das nachts der Sensor ganz oft aus dem Ohr gefallen ist und wir dann immer die ersten Male ja noch durch die Betten gekrochen sind und den Sensor gesucht haben und die Kinder dann ja auch oft dadurch aufgewacht sind weil er halt rausgefallen ist.	9	9
Gestörter Schlaf	Da is der Schlaf halt auch gestört gewesen	9	9
Genervte Kollegen durch technische Probleme	Ich hab halt nur immer mitbekommen das meine Kollegen tierisch genervt waren wenn diese technischen Sachen nicht funktioniert haben	9	9
Sensorgröße	Ich finde die Hörgeräte insgesamt fand ich viel zu groß	10	10
Sitz	Hin und wieder waren sie dann rausgefallen	10	10
Kein Kontakt zwischen Sensor und Handy	das der Kontakt auch nicht da war	10	10
Probleme mit den Smartphones	dann ging das Handy nicht	10	10
Erwartung an einwandfreie Technik	ich hatte mir mehr davon versprochen. Ich hab gedacht die haben die Hörgeräte drin, das läuft technisch alles in Ordnung,	10	10
Geringe Ablehnung durch Kinder	die Kinder selber, so wie Cf schon sagt, haben das jetzt gar nicht so abgelehnt	11	11
Sitz	beim Toben flogen die schon öfters mal raus	11	11
Sensor wie selbstverständlich getragen	Was ich aber auf den Fluren gesehen hab, die wurden wie selbstverständlich getragen, das hab ich gesehen	12	12
Sensor zu auffällig	Ich konnte sie auch sehen, das zur Größe, waren schon sehr auffällig.	12	12
Technische Probleme	Hab aber auch in den Übergaben halt diese technischen Probleme immer mit bekommen	13	13
Sensor zu auffällig	hab halt auch bei Kindern, also es ist schon auffällig im Ohr, das ist mir auch aufgefallen, das es doch sehr prominent einfach rausragt	13	13
Vorstellung das Sensor beim Spiel und in der Therapie stört	ne, das was ich mir auch vorstellen kann grade wenn die Kinder auch toben oder spielen oder auch in der Therapie nachher, dass das dann wirklich halt auch stört wenn solche Sachen gemacht werden	13	13
Sensor zu auffällig	das ja hat wirklich eher wirklich wie so'n wie so'n [Gf: Headset] Kopfhörer, der aber nochmal so nach außen nochmal extra so rausragt halt.	13	13
Kinder haben gespielt	Nein. Sie haben genauso gespielt und rumgealbert und rumgehüpft wie eh und je.	17	17
Hoffnung der Eltern auf verlässliche Anfallsdetektion	das sie das machen, weil sie sich natürlich erhoffen, das ein Sensor entwickelt wird, der dann verlässlich Anfälle erkennen kann	19	19
Hoffnung der Eltern auf verlässliche Anfallsdetektion	Ja, aber das, klar, das steht als Motivation für die Eltern dahinter. [Bf: Als Wunsch ne] Als Wunsch genau.	19	19

Verlässliche Anfallsdetektion	In der Anfangszeit, wenn die Kinder, was wär das schön oder wenn die Kinder halt aus der Schule kommen und sagen um zehn ging's mir eben irgendwie war's komisch oder die Lehrerin sagt dann, ihr Kind war heute auffällig oder im Kindergarten und wo die Eltern sagen, Mensch und dann zu wissen über so ne Technik, da war tatsächlich was oder es war halt eben nichts. Das ganz ganz oft Situationen einfach immer auf die Epilepsie geschoben werden, wenn die sich eben mal anders verhalten, wenn die schlechter drauf sind oder müde sind, ist es ne Absence oder nicht und dann, wenn das dann so einen Sensor gebe wie toll wär das dann wirklich zu gucken, was ist Epilepsie und was ist nicht	20	20
Sensorgröße	die ganz großen haben wir gar nicht erst eingesetzt und wir haben eigentlich auch bis auf eine Ausnahme immer S eingesetzt	22	22
Sensor schwer einzusetzen	bei allen anderen saß das irgendwie so vorne und man musste versuchen das rüber zu schieben aber man kriegte den Sensor schon gar nicht in die in die Ohrmuschel	23	23
Sitz	Und bei allen anderen, wir hatten ja auch diesen Haltebügel, wo wir auch mal versucht haben aber das war einfach nicht für die Größen konzipiert, dann haben wir's mit (unv.) doch ein bisschen, dann haben die da ein bisschen, die haben natürlich teilweise auch das Gefühl gehabt das fällt raus und haben den selber dran rumgewurschtelt, auch mit diesem Haltebügel und äh das [Ff: (unv.) und dann war's richtig raus] ja, denn saß der denn und das war mit Gummi, das hat sich auch verschoben, dann saß gar nicht mehr, also das war (.)	23	23
Sensorgröße	die Sensoren an sich waren wirklich zu groß	23	23
Sensorgröße	auch sogar in Zehnjährigen die also die auch also ich hatte einen Einzigen [Cf: genau also 16 17 die Großen] die großen Jungs [Cf: die waren in der da passte es] ja, aber alle anderen passte der nicht	25	25
Kinder tragen nicht außerhalb	Ja. Absolut. Ja. Also, das kann ich mir nicht vorstellen, das die das wirklich außer hier tragen würden	27	27
Hier ist nicht Alltag	Wollte ich grad sagen das war halt auch nicht der Alltag also das denk ich müssen wir schon sehr stark berücksichtigen hier	28	28
Hier ist nicht Alltag	Des des ist ja immer noch trotzdem ja ein geschützter Rahmen, das was von den Kindern hier verlangt wird ist ja nicht der Alltag draußen, außer Haus gehen, sich anziehen, Fahrrad fahren oder in die Schule gehen, das ist ja alles im Haus drin	28	28
Geschützte Umgebung	Des des ist ja immer noch trotzdem ja ein geschützter Rahmen, das was von den Kindern hier verlangt wird ist ja nicht der Alltag draußen, außer Haus gehen, sich anziehen, Fahrrad fahren oder in die Schule gehen, das ist ja alles im Haus drin	28	28

Für Kinder spannend an einer Studie teilzunehmen	Ja und es war ein bisschen aufregend an einer Studie teilzunehmen [Ff: Richtig] Das fanden sie [Ff: Genau] ja schon spannend [Ff: Ja das fanden sie schon toll, ja] das wir jetzt [Ff: ganz wichtig] die Tester waren [Af: genau] das Gerät	29	29
Stigma	Die haben alle ne Epilepsie ne wenn du außerhalb irgendwie in der Schule wenn dich schon fünf Leute nachher wahrscheinlich drauf angesprochen [Af: Stigma] haben, das ist ähm da haste auch keine Lust mehr zu sagen ich mach hier an ner Studie mit	30	30
Sensor zu auffällig	also da möchtest ja eher unauffällig haben ne.	32	32
Geschützte Umgebung	Gf: Und hier ist anders sein eben normal [Af: genau] und wenn hier ein Helm getragen wird das ist hier ein Stück Normalität und draußen sagen auch viele Kinder, naja ich werd dann schon auch angeguckt, ne, und hier ist, ist es so'n geschützter Rahmen, den Eltern ja auch hier sehr genießen. Das sie sich hier nicht erklären müssen, das es hier alles so sein darf wie es ist (..)	33	33
Geschützte Umgebung	Af: Was ich noch hatte das ich eben zwei Kinder wirklich hatte die sagten, ja, das würden sie außerhalb tragen (.) und wirk denen ich's auch so geglaubt hab und das waren aber beides eingeschränkte Kinder die auch auf ne spezielle Schule wiederum gehen, wo [Ff: auch wieder geschützter Rahmen] eben auch wieder geschützter Rahmen oder wie Kinder im Rollstuhl sind oder sonst was, wo du damit eben nicht auffällst. Alle andern die äh geistig fit waren und im bestimmten Alter, gut wenn die jetzt die durften ja ab sechs mitmachen aber sobald die in ner gewissen [Ff: Pubertät] Vor Vorpubertät schon waren dann haben die alle gesagt nee hier nee nur hier und nur die drei Stunden und °mit Geschenk°	39	39
Zeitlich begrenzte Tragedauer	Af: immer nur Stunden, es war absehbar für die	40	40
Sicherheit für die Eltern	und die Eltern waren alle begeistert, also das ist einfach ich denk das ist ja auch dieser Sicherheitsgedanke und ich hatte auch zwei Eltern, die das unbedingt also wirklich ganz unbedingt mitmachen wollten	43	43
Sorge der Kinder um Eltern	diese Kinder sorgen sich auch um ihre Eltern, da sind ganz viele Schwingungen ne, wenn's den Eltern gut geht geht's mir als Kind gut und umgekehrt. Das haben wir im Elterntraining auch ganz viel und viele Kinder [Af: wollen das von ihren Eltern] übernehmen die Rolle, da das sorgen dann, das Fürsorgen dann und wenn sie merken das entspannt meine Eltern dann muss es was gutes sein. (.) Ich denke, dass man diesen Punkt nicht unterschätzen sollte.	62	62
Geschützte Umgebung	Nee, also wenn dann ein Kind gefragt hat dann wurd das ganz einfach beantwortet ja das wir die Anfälle aufzeichnen, ja alles gut. Das wieder zum Thema geschützter Raum, wie Gf schon sagte. Hier ist das unnormale normal.	75	75

Haare über die Ohren gezogen	Ja man das manchmal mitgekriegt wenn die Jugendlichen das Gebäude verlassen haben ne dann ging das schon Mädchen haben sich dann manchmal die Haare so über die Ohren gezogen [Ff: am besten noch ne Mütze auf] ja genau, also da ähm das war so das was ich so mitbekommen hab, grad die Mädels	79	79
Jungs eher als Mädchen	Also ich glaub die Jungs sind da ja nicht so aber [Gf: später] [Ff: (unv.)] die pubertierenden Mädchen sind da doch glaub ich schon bisschen eitler	79	79
Haare über die Ohren gezogen	einmal drei Stunden getragen und muss sagen (schüttelt die Haare über das Ohr) bin auch immer so gelaufen	81	81
Im Leben würd ich den nicht tragen	Geh doch ma zu Real mit dem Teil] genau, super, nee würd ich nicht [Gf: Das würdest du nicht machen?] Nee ich find den so auffällig, im Leben würd ich den nicht tragen	81	81
Sensor zu auffällig	Nee ich find den so auffällig	81	81
Einwirken auf das Kind zum Tragen des Sensors	wenn ich's müsste oder ein Kind hätte, was das müsste ich glaub und dann würd ich auch anders drauf einwirken	81	81
Technische Handhabung der Kinder	Ja die waren fix da drin ne (Zustimmung Gruppe) also das muss man auch sagen. Die hatten das sofort raus wie es geht Af: Und haben den Schwestern gesagt wie sie jetzt was sie machen müssen [Ff: hmm] die haben das dreimal angeguckt und haben den gesagt du musst jetzt da drauf drücken und jetzt connect	93	94
Handy für Kinder wichtig	Die Technik mit dem Handy und so das war schon für die Kinder ganz wichtig	97	97
Sensor stört nicht	Also wie gesagt ich bin immer noch der Überzeugung das Gerät selber der Sensor selber hat sie gar nicht so gestört.	118	118
Sensor zu auffällig	Aber die haben's eher wegen dem Auffälligen vom Ohr das war der Tenor	121	121
Zu Hause oder draussen wegen Auffälligkeit nicht tragen	Af: das sie's zu Hause oder draussen eben [Ff: Das denk ich mir] nicht tragen würden und nicht (Handbewegung um die Brust) deswegen	121	121
Kein Problem mit Sensor und Helm	Obwohl das auch glaub ich unproblematisch war [Af: Das war auch kein das war kein das war alles eigentlich kein Problem]	128	128
Sensor zu auffällig	Wie unauffällig. Also des ist er ist ja einfach jetzt (unv.) riesengroß	133	133
Sensorgröße	Wie unauffällig. Also des ist er ist ja einfach jetzt (unv.) riesengroß	133	133
Ohne Leidensdruck kein Tragen des Sensors	ich denke in dem Moment wo man's sehen muss und der Leidensdruck nicht groß ist ob egal von welcher Seite würden die's nicht unbedingt tragen wollen	133	133

Eher Tragen wenn farbliche Auswahl	Das ich mein das ist ja auch was manche gesagt haben wenn sie da jetzt aussuchen dürften dass das rosa mit Glitzer [Af: Ja] ist ähm dann wär die Kiste schon mal ne andre. Wenn das dann nicht so'n schwarzer Kasten ist, der da hängt. Also ich glaube ich bin mir gar nicht so sicher ob das wirklich so ausgeschlossen ist, dass die das Tragen wenn man zum Beispiel eben (.) das ist dann auch wieder eine Altersstufe ne [Af: Das wollt ich grad sagen, genau] [Ff: Genau] das wird dann nicht auf die Zwölf- bis Vierzehn plus irgendwie gehen aber die kleineren Kinder da könnte ich mir wiederum vorstellen das mit bunt und Farbe auswählen	134	134
Sensorgröße	also wenn das kleiner geht	136	136
Sitz	Bf: Ich denk das A und O ist das es sitzt	137	137
Sitz	Hf: Im Ohr sitzt	138	138
Individuelle Anpassung ans Ohr	Ef: Es muss jedem Ohr angepasst werden ne, das kann man nicht verallgemeinern (Gf: Kopfnicken)	140	140
Sensor muss passen	Gf: Und das muss passen	142	142
Sensor muss passen	Af: Es muss passen genau.	144	144
Tragedauer den ganzen Tag	Cf: Also die die jetzt mitgemacht haben [Af: ja ja] die hätten das auch [Ff: Ja das denk ich auch] [Af: den ganzen Tag] länger getragen [Ff: ja]	154	154
Kein Tragen des Sensors wegen Musik hören	da (unv.) fällt mir jetzt dazu ein wenn die das nächste Mal das den ganzen Tag tragen sollen da gäb's wahrscheinlich welche die's nicht machen würden aus dem Grund die nämlich mit dem Kopfhörer Musik hören oder mit andern mit den Großen (zeigt mit den Händen auf beide Ohren) da haben eben ein paar gesagt kann ich denn zwischendurch Musik hören	161	161
Eher Tragen wenn farbliche Auswahl	Ef: Ja vor allen kleine Kinder die tragen ja auch äh viel bunte Brillen nicht also da denkt man sich ja auch was dabei die tragen ja nicht so einfarbige wie wir sondern richtig schön bunt und ich denke wenn sie dann auch so'n äh Ohrdings in rosa mit (.) Steinchen drauf	184	184
Eher Tragen wenn farbliche Auswahl	Hf: Also ein paar schöne Farben und aber auch was unauffällig ist vielleicht auch nicht so'n schwarz sondern vielleicht weiß oder so noch also für die jugendlicheren und für die Kinder mehr (.) bunt	188	188
Hygiene	Cf: Eins hatte hätte ich noch äh ich fand es hygienisch so mäßig prickelnd mit diesem Hütchen da war dann vorne is ja so'n Loch da drin da sammelten sich dann so (.) Af: Ja es war auch schwierig zu reinigen Cf: Genau es war schwierig zu reinigen [Af: fand ich sehr schwierig ja]	189	191
Entspannung für die Eltern	Ff: Also hier sind die Kinder ja schon eng mit uns in Kontakt ich denk für die Eltern wäre das entspannter dann	196	196

Gut für die ärztliche Therapie	Hf: Na ja auch für die Therapie ne für die ärztliche Therapie ist es doch wenn es wirklich also sag ich mal rein technisch wirklich die Anfälle aufzeichnet vielleicht auch noch im besten Fall differenziert und das natürlich irgendwie aufgezeichnet und festgehalten wird dann spart man sich natürlich die ganzen ähm Rückmeldungen was war da den Tag in der Schule also es ist ja dann das ist schon denk ich würde also viel Erleichterung bringen ja ne	197	197
Korrekte Anfallsdokumentation	Af: Mir fällt auch noch das ein das wir teilweise haben in der Aufnahme das die Eltern ganz ganz viele Anfälle angeben und sagen die würden so viel sehen und dann haben wir sie und sehen auf einmal nichts oder wenig oder kaum das es grad in so'm Fall dann natürlich auch gar nicht schlecht ist zu sagen gucken sie mal jetzt haben wir das wirklich 24 Stunden oder halt über Tage überwacht und so sieht das aus	198	198
Natürlicherer Umgang mit Kindern durch den Sensor	Cf: Ja klar man könnt ja mit den Kindern [Ff: Find ich schon ja] (unv.) noch viel also noch viel natürlicher umgehen wenn man sagen würde ich muss nicht die Anfallsdetektion machen sondern das Ding macht die Anfallsdetektion [Af: und das zählen] und ich muss mich nicht mehr alleine darauf konzentrieren [Ff: ich hab] das mein Kind irgendwie Anfälle ha	208	208
Verringerung der psychischen Belastung der Eltern durch Sensor	also ich glaube das das auch so von der von der vom von der psychischen Belastung vielleicht durchaus was wegnehmen könnte wenn man nicht ununterbrochen darauf fixiert ist auf Anfälle zu schauen.	208	208
Sicherheit für die Eltern	das man da als Eltern die Sicherheit dann hätte was und wann und wie oft oder eben gucken kann oder wenn man sich umgedreht hat war da was	221	221
Angst der Eltern vor unbeobachtetem Anfall	die trauen sich ja gar nicht die allein zu lassen teilweise wenn die in bestimmten Phasen sind und sagten Mensch ich hab ja nicht mal getraut alleine auf Toilette zu gehen oder in die Dusche aus Angst da ist genau dann was oder ich krieg was nicht mit	221	221
Kinder werden freier	Hf: Die Kinder werdend dadurch wieder so gehemmt ne es wird einfach freier	222	222

Anhang A 7: Übersicht zusammenfassende Kategorienbildung

Kategorie	Zusammenfassende Kategorie
Geringe Ablehnung durch Kinder	Ablehnung
Nicht überzeugt das unterschiedliche Anfallsarten gemessen werden	Anfallsdetektion
Verlässliche Anfallsdetektion	Anfallsdetektion
Aufzeichnung großer Anfälle	Anfallsdokumentation
Benötigte Anfallsaufzeichnung	Anfallsdokumentation
Korrekte Anfallsdokumentation	Anfallsdokumentation
Individuelle Anpassung ans Ohr	Anpassung Sensor
Sensor muss passen	Anpassung Sensor
Haare über die Ohren gezogen	Auffälligkeit
Im Leben würd ich den nicht tragen	Auffälligkeit
Jungs eher als Mädchen	Auffälligkeit
Stigma	Auffälligkeit
Zu Hause oder draussen wegen Auffälligkeit nicht tragen	Auffälligkeit
Sensor zu auffällig	Auffälligkeit
Einwirken auf das Kind zum Tragen des Sensors	Beeinflussung
Kein Problem mit Sensor und Helm	Beeinträchtigung
Kein Tragen des Sensors wegen Musik hören	Beeinträchtigung
Kinder haben gespielt	Beeinträchtigung
Kinder hatten wenig Probleme mit dem Sensor	Beeinträchtigung
Selten beschwert das es drückt	Beeinträchtigung
Selten beschwert das sie schlechter hören	Beeinträchtigung
Sensor stört nicht	Beeinträchtigung
Vorstellung das Sensor beim Spiel und in der Therapie stört	Beeinträchtigung
Gestörter Schlaf	Beeinträchtigung
Verringerung der psychischen Belastung der Eltern durch Sensor	Belastung
Entspannung für die Eltern	Entspannung
Natürlicherer Umgang mit Kindern durch den Sensor	Entspannung
Eher Tragen wenn farbliche Auswahl	Farbliche Gestaltung
Kinder werden freier	Freiheit
Geschützte Umgebung	Geschützte Umgebung
Hier ist nicht Alltag	Geschützte Umgebung
Kinder tragen nicht außerhalb	Geschützte Umgebung

Sensor keine Zukunft zu Hause	Geschützte Umgebung
Sensorgröße	Größe
Hygiene	Hygiene
Ohne Leidensdruck kein Tragen des Sensors	Leidensdruck
Gut für die ärztliche Therapie	Nutzen
Sensor wie selbstverständlich getragen	Selbstverständlichkeit
Sicherheit für die Eltern	Sicherheit
Sensor schwer einzusetzen	Sitz
Sitz	Sitz
Angst der Eltern vor unbeobachtetem Anfall	Sorge
Sorge der Kinder um Eltern	Sorge
Überrascht das es funktionierte	Technik
Handy für Kinder wichtig	Technik
Technische Handhabung der Kinder	Technik
Keine reelle Anwendung durch technische Probleme	Technik
Erwartung an einwandfreie Technik	Technik
Genervte Kollegen durch technische Probleme	Technik
Kein Kontakt zwischen Sensor und Handy	Technik
Probleme mit den Smartphones	Technik
Technische Probleme	Technik
Tragedauer den ganzen Tag	Tragedauer
Zeitlich begrenzte Tragedauer	Tragedauer
Hoffnung der Eltern auf verlässliche Anfallsdetektion	Wunsch

Anhang A 8: Pretest-Fragebogen Kinder und Jugendliche 1. Kohorte

Vorabbefragung - Erwartungen an den Ohrsensor °*One* aus Sicht der Jugendlichen

Angaben zu Deiner Person

Geschlecht: ☐ männlich   ☐ weiblich

Alter: _____ Jahre

Schule: ☐ Kindergarten   ☐ Grundschule   ☐ Haupt-/Realschule

☐ Gymnasium   ☐ Förder-/Sonderschule

aktuell in Klasse: _____

Dauer der Epilepsie: _____ Jahre

Anzahl der AED: _____(am Aufnahmetag)

Art der Epilepsie: _____

Derzeitige Beobachtung der Anfälle

1   In den letzten zwei Monaten hatte ich *tagsüber* insgesamt _____ Anfälle.

Was für Anfälle genau? _____

2   Von 10 Anfällen am Tage bemerke ich selber   Anfälle.

Woran merkst Du das?

3   In den letzten zwei Monaten hatte ich nachts insgesamt _____ Anfälle.

Von 10 Anfällen in der Nacht bemerke ich selber _____ Anfälle.

Woran merkst Du das?

4   Führst Du zurzeit einen Anfallskalender:

☐ ja   ☐ nein

Falls ja: Wie wichtig ist Dir der Anfallskalender?

völlig unwichtig   ① ② ③ ④ ⑤ ⑥   *sehr wichtig*

5   Wie viele der Anfälle vom Tag protokollierst Du? _____(%)

Wann machst Du das? _____

6   Wie viele der Anfälle aus der Nacht protokollierst Du?   (%)

Wann machst Du das?

7   Hast Du bereits Erfahrungen mit einer elektronischen Anfallserkennung gesammelt (z.B. Matratzendetektor EpiCare)?

☐ ja   ☐ nein

Falls ja: Welches System?

_____

8   Hast Du bereits Erfahrungen mit einer elektronischen Anfallsdokumentation gesammelt (z.B. Smartphone Apps Epi Manager oder EPI-Vista)?

☐ ja   ☐ nein

Falls ja: Welches System?

_____

Welche Informationen/Daten wurden gegebenenfalls mit Dritten (z.B. Deinem Arzt) elektronisch ausgetauscht?

_____

_____

9   Wie tauschst Du zurzeit Informationen zum Krankheitsverlauf mit anderen aus? Bitte ankreuzen!

	Mit ÄrztInnen	Mit Eltern	Mit Pflegenden	Mit Anderen
Persönlich im Gespräch.				
Am Telefon.				
Per Post.				
Per E-Mail.				
Über eine Homepage, auf der Daten registriert und gespeichert werden.				
Über einen elektronischen Anfallskalender/App (Wenn ja,				
Anders (Wie?)				

10 Was erwartest Du vom Ohrsensor in Bezug auf ...

... den Tragekomfort?

_____

_____

_____

... den Nutzen?

_____

_____

_____

_____

... die Handhabung?

_____

_____

_____

... die Verwendung /Anwendbarkeit im Alltag?

_____

_____

_____

Was erwartest Du sonst noch / im Allgemeinen von dem Ohrsensor?

_____

_____

_____

11 Glaubst Du, dass Du durch den Ohrsensor daran gehindert wirst bestimmte Tätigkeiten durchführen zu können?

☐ Ja, und zwar folgende:

_____

_____

☐ Nein

12 Wenn Dir der Ohrsensor außerhalb der Klinik zur Verfügung stehen würde, würdest Du ihn dann auch im Alltag tragen?

☐ Ja, weil:

_____

☐ Nein, weil:

_____

Wo würdest Du den Ohrsensor tragen?

☐ Zu Hause und unterwegs / in der Öffentlichkeit

☐ Nur unterwegs / in der Öffentlichkeit

☐ Nur zu Hause

☐ Nie

☐ _____

Wann würdest Du den Ohrsensor tragen?

☐ Tagsüber und nachts

☐ Nur tagsüber

☐ Nur nachts

☐ Nie

☐ _____

13 Unter welchen Umständen würdest Du den Ohrsensor tragen?

☐ Ich würde das Gerät im Alltag nutzen wollen.

☐ Ich würde das Gerät ausschließlich im Rahmen wissenschaftlicher Studien nutzen.

___ Wochen

☐ Ich würde das Gerät nur zeitweise nutzen, z.B. bei einer Medikamentenumstellung.

___ Wochen

☐ _____

Von welchen weiteren Faktoren würde die Nutzung des Ohrsensors abhängen?

_____

_____

_____

_____

Vielen Dank für Deine Teilnahme!

Anhang A 9: Posttest-Fragebogen Kinder und Jugendliche 1. Kohorte

Nachbefragung - Erfahrungen mit dem Ohrsensor °One aus Sicht der Jugendlichen

1   Beschreiben Deine Erfahrungen mit dem Ohrsensor.

_____

_____

_____

_____

_____

_____

Aussehen des Ohrsensors

1   Wie ansprechend fandest Du das Aussehen des Ohrsensors?

Absolut gar nicht ansprechend ① ② ③ ④ ⑤ ⑥   sehr ansprechend

2   Hat Dich etwas an dem Aussehen gestört?

☐ Ja, und zwar: _____

☐ Nein

3   Was könnte Deiner Meinung nach am Aussehen des Sensors verbessert werden?

_____

_____

Tragekomfort und Hygiene

1   Wie bequem fandest Du den Ohrsensor?

Tagsüber: Sehr unbequem ① ② ③ ④ ⑤ ⑥ sehr bequem

Nachts: Sehr unbequem ① ② ③ ④ ⑤ ⑥ sehr bequem

2   Hattest Du körperliche Beschwerden (z.B. Druckstellen, Ohrenschmerzen, Entzündungen im Ohrbereich etc.) aufgrund des Ohrsensors?

☐ Ja, und zwar: _____

☐ Nein

3   Hat der Ohrsensor Dein Hörvermögen beeinflusst?

   Gar nicht beeinträchtigt ① ② ③ ④ ⑤ ⑥ sehr beeinträchtigt

4   Hattest Du Probleme mit der Hygiene im Bereich des Ohrsensors?

   ☐ Ja, und zwar: _____

   ☐ Nein

5   Hattest Du Einschlaf-/Durchschlafprobleme durch das Tragen/Wechseln des Ohrsensors?

   • **Einschlafprobleme**

   Gar keine Probleme ① ② ③ ④ ⑤ ⑥ sehr starke Probleme

   • **Durchschlafprobleme**

   Gar keine Probleme ① ② ③ ④ ⑤ ⑥ sehr starke Probleme

6   Für Brillenträger: Hat der Ohrsensor die Bequemlichkeit, den Halt oder Sonstiges beim Tragen der Brille beeinflusst?

   • **Bequemlichkeit**

      Gar nicht beeinträchtigt ① ② ③ ④ ⑤ ⑥ sehr beeinträchtigt

   • **Halt**

      Gar nicht beeinträchtigt ① ② ③ ④ ⑤ ⑥ sehr beeinträchtigt

   • **Sonstiges, und zwar** _____
      Gar nicht beeinträchtigt ① ② ③ ④ ⑤ ⑥ sehr beeinträchtigt

Subjektives Empfinden mit dem Sensor

1   Hast Du Dich durch den Ohrsensor überwacht gefühlt?

   ☐ Ja, im positiven Sinne: Es hat ihm/ihr mehr Sicherheit gegeben.

   ☐ Ja, im negativen Sinne: Er hat ihn/sie in seiner/ihrer Unabhängigkeit eingeschränkt.

   ☐ Nein, weder noch.

2   Hast Du Dich durch den Ohrsensor in Deiner Attraktivität beeinflusst gefühlt?

   ☐ Ja   ☐ Nein   ☐ Weder noch

3   Wurdest Du durch den Ohrsensor gehindert bestimmte Tätigkeiten durchzuführen?

    ☐ Ja, und zwar: _____

    ☐ Nein

Technik und Handhabung des Sensors

1   Gab es Probleme bei der Nutzung des Ohrsensors?

    ☐ Ja, und zwar _____ Mal, bei folgender/n Tätigkeit/en: _____

    _____

    ☐ Nein

2   Was könnte Deiner Meinung nach an der Handhabung des Ohrsensors verändert werden?

    _____

    _____

    _____

    _____

Übertragbarkeit auf den Alltag

1   Wie schätzt Du den Nutzen des Ohrsensors im Alltag ein?

    _____

    _____

    _____

    _____

2   Wie schätzt Du die allgemeine Anwendbarkeit des Ohrsensors im Alltag ein?

    _____

    _____

    _____

    _____

3   Wenn Dir der Ohrsensor außerhalb der Klinik zur Verfügung stehen würde, Würdest Du diesen dann auch im Alltag tragen?

    ☐ Ja, weil: _____

    ☐ Nein, weil: _____

4   Wo würdest Du das Gerät tragen?

☐ Zu Hause und unterwegs / in der Öffentlichkeit

☐ Nur unterwegs / in der Öffentlichkeit

☐ Nur zu Hause

☐ Nie

☐ _____

5   Wann würdest Du den Ohrsensor tragen?

☐ Tagsüber und nachts

☐ Nur tagsüber

☐ Nur nachts

☐ Nie

☐ _____

6   Unter welchen Umständen würdest Du den Ohrsensor tragen?

☐ Er/Sie würde das Gerät im Alltag nutzen wollen.

☐ Er/Sie würde das Gerät ausschließlich im Rahmen wissenschaftlicher Studien nutzen.
    ___ Wochen

☐ Er/Sie würde das Gerät nur zeitweise nutzen, z.B. bei einer Medikamentenumstellung.
    ___ Wochen

☐ _____

7   Was gibt es noch damit Du den Ohrsensors nutzen würdest?

_____

_____

8   Wenn der Ohrsensor bereits perfekt entwickelt wäre und Anfälle perfekt erkennen könnte,
    würdest Du diesen dann an andere betroffene Patienten weiter empfehlen?

    Absolut gar nicht ① ② ③ ④ ⑤ ⑥ auf jeden Fall

    Warum: _____

    _____

9   Wie bewertest Du den Ohrsensor? Je mehr Sterne, desto besser die Bewertung

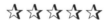

Vielen Dank für Deine Teilnahme!

Anhang A 10: Pretest-Fragebogen Eltern

Vorabbefragung - Erwartungen an den Ohrsensor °*One* aus Sicht der Eltern

Angaben zum/r Patienten/-in

Geschlecht: ☐ männlich   ☐ weiblich

Alter: _____ Jahre

Schule: ☐ Kindergarten   ☐ Grundschule   ☐ Haupt-/Realschule

             ☐ Gymnasium   ☐ Förder-/Sonderschule

aktuell in Klasse: _____

Dauer der Epilepsie: _____ Jahre

Anzahl der AED: _____(am Aufnahmetag)

Art der Epilepsie: _____

Derzeitige Beobachtung der Anfälle Ihres Kindes

1   In den letzten zwei Monaten hatte mein/e Sohn/Tochter tagsüber insgesamt Anfälle.

    Was für Anfälle genau? _____

2   Von 10 Anfällen am Tage bemerkt mein/e Sohn/Tochter selber

    Woran merken Sie das? _____

3   In den letzten zwei Monaten hatte mein/e Sohn/Tochter nachts insgesamt   Anfälle.

    Von 10 Anfällen in der Nacht bemerkt mein/e Sohn/Tochter selber

    Woran merken Sie das?

4   Führen Sie zurzeit einen Anfallskalender für Ihre/n Tochter/Sohn:

    ☐ ja   ☐ nein

    Falls ja: Der Anfallskalender für meine/n Tochter/Sohn ist mir

        völlig unwichtig ① ② ③ ④ ⑤ ⑥ *sehr wichtig*

5   Wie viele der Anfälle vom Tag protokollieren Sie für Ihre/n Tochter/Sohn?   (%)

    Wann tun Sie dies? _____

6 Wie viele der Anfälle aus der Nacht protokollieren Sie für Ihre/n Tochter/Sohn? (%)

Wann tun Sie dies? _____

7 Haben Sie bereits Erfahrungen mit einer elektronischen Anfallserkennung gesammelt (z.B. Matratzendetektor EpiCare)?

☐ ja ☐ nein

Falls ja: Welches System?

_____

8 Haben Sie bereits Erfahrungen mit einer elektronischen Anfallsdokumentation gesammelt (z.B. Smartphone Apps Epi Manager oder EPI-Vista)?

☐ ja ☐ nein

Falls ja: Welches System?

_____

Welche Informationen/Daten wurden gegebenenfalls mit Dritten (z.B. Ihrem Arzt) elektronisch ausgetauscht?

_____

_____

9 Wie werden zurzeit Informationen zum Krankheitsverlauf zwischen Ihnen und anderen ausgetauscht? Bitte ankreuzen!

	Mit ÄrztInnen	Mit Eltern	Mit Pflegenden	Mit Anderen
Persönlich im Gespräch.				
Am Telefon.				
Per Post.				
Per E-Mail.				
Über eine Homepage, auf der Daten registriert und gespeichert werden.				
Über einen elektronischen Anfallskalender/App (Wenn ja,				
Anders (Wie?)				

10 Was erwarten Sie für Ihre/n Tochter/Sohn vom Ohrsensor in Bezug auf ...

... den Tragekomfort?

_____
_____
_____
_____

... den Nutzen?

_____
_____
_____
_____

... die Handhabung?

_____
_____
_____
_____

... die Verwendung /Anwendbarkeit im Alltag?

_____
_____
_____
_____

11 Was erwarten Sie für Ihre/n Tochter/Sohn im Allgemeinen von dem Ohrsensor?

_____
_____
_____
_____

12 Glauben Sie, dass Ihr/e Sohn/Tochter durch den Ohrsensor daran gehindert wird bestimmte Tätigkeiten durchführen zu können?

☐ Ja, und zwar folgende: _____

☐ Nein

13 Wenn Ihnen der Ohrsensor außerhalb der Klinik zur Verfügung stehen würde, würden Sie diesen Ihre/n Tochter/Sohn dann auch im Alltag tragen lassen?

☐ Ja, weil:_____

☐ Nein, weil: _____

14 Wo würde Ihr/e Sohn/Tochter den Ohrsensor tragen?

    ☐ Zu Hause und unterwegs / in der Öffentlichkeit

    ☐ Nur unterwegs / in der Öffentlichkeit

    ☐ Nur zu Hause

    ☐ Nie

    ☐ _____

15 Wann würde Ihr/e Sohn/Tochter den Ohrsensor tragen?

    ☐ Tagsüber und nachts

    ☐ Nur tagsüber

    ☐ Nur nachts

    ☐ Nie

    ☐ _____

16 Unter welchen Umständen würde Ihr/e Sohn/Tochter den Ohrsensor tragen?

    ☐ Er/Sie würde das Gerät im Alltag nutzen wollen.

    ☐ Er/Sie würde das Gerät ausschließlich im Rahmen wissenschaftlicher Studien nutzen.
    ___ Wochen

    ☐ Er/Sie würde das Gerät nur zeitweise nutzen, z.B. bei einer Medikamentenumstellung.
    ___ Wochen

    ☐ _____

17 Von welchen weiteren Faktoren würde die Nutzung des Ohrsensors abhängen?

_____

_____

_____

_____

Vielen Dank für Ihre Teilnahme!

Nachbefragung - Erfahrungen mit dem Ohrsensor °*One* aus Sicht der Eltern

1 Beschreiben Sie Ihre Erfahrungen mit dem Ohrsensor Ihres/r Sohnes/Tochter.

_____

_____

_____

_____

_____

_____

_____

Aussehen des Ohrsensors

1 Wie ansprechend empfanden Sie das Aussehen des Ohrsensors?

Absolut gar nicht ansprechend ① ② ③ ④ ⑤ ⑥ sehr ansprechend

2 Hat Sie etwas an dem Aussehen gestört?

☐ Ja, und zwar: _____

☐ Nein

3 Was könnte Ihrer Meinung nach am Aussehen des Sensors verbessert werden?

_____

_____

Tragekomfort und Hygiene

4 Wie bequem empfand Ihr/e Sohn/Tochter den Ohrsensor?

Tagsüber: Sehr unbequem ① ② ③ ④ ⑤ ⑥ sehr bequem

Nachts: Sehr unbequem ① ② ③ ④ ⑤ ⑥ sehr bequem

5 Hatte Ihr/e Sohn/Tochter körperliche Beschwerden (z.B. Druckstellen, Ohrenschmerzen, Entzündungen im Ohrbereich etc.) aufgrund des Ohrsensors?

☐ Ja, und zwar: _____

☐ Nein

6   Hat der Ohrsensor das Hörvermögen Ihres/r Sohnes/Tochter beeinflusst?

Gar nicht beeinträchtigt ① ② ③ ④ ⑤ ⑥ sehr beeinträchtigt

7   Hatte ihr/e Sohn/Tochter Probleme mit der Hygiene im Bereich des Ohrsensors?

☐ Ja, und zwar: _____

☐ Nein

8   Hatte ihr/e Sohn/Tochter Einschlaf-/Durchschlafprobleme durch das Tragen/Wechseln des Ohrsensors?

- **Einschlafprobleme**

Gar keine Probleme ① ② ③ ④ ⑤ ⑥ sehr starke Probleme

- **Durchschlafprobleme**

Gar keine Probleme ① ② ③ ④ ⑤ ⑥ sehr starke Probleme

9   Für Brillenträger: Hat der Ohrsensor die Bequemlichkeit, den Halt oder Sonstiges beim Tragen der Brille beeinflusst?

- **Bequemlichkeit**

Gar nicht beeinträchtigt ① ② ③ ④ ⑤ ⑥ sehr beeinträchtigt

- **Halt**

Gar nicht beeinträchtigt ① ② ③ ④ ⑤ ⑥ sehr beeinträchtigt

- **Sonstiges, und zwar** _____
Gar nicht beeinträchtigt ① ② ③ ④ ⑤ ⑥ sehr beeinträchtigt

Subjektives Empfinden mit dem Sensor

1   Hat ihr/e Sohn/Tochter sich durch den Ohrsensor überwacht gefühlt?

☐ Ja, im positiven Sinne: Es hat ihm/ihr mehr Sicherheit gegeben.

☐ Ja, im negativen Sinne: Er hat ihn/sie in seiner/ihrer Unabhängigkeit eingeschränkt.

☐ Nein, weder noch.

2   Hat ihr/e Sohn/Tochter sich durch den Ohrsensor in seiner/ihrer Attraktivität beeinflusst gefühlt?

☐ Ja   ☐ Nein   ☐ Weder noch

3   Wurde ihr/e Sohn/Tochter durch den Ohrsensor gehindert bestimmte Tätigkeiten durchzuführen zu können?

☐ Ja, und zwar: _____

☐ Nein

Technik und Handhabung des Sensors

1   Gab es Probleme bei der Nutzung des Ohrsensors?

☐ Ja, und zwar _____ Mal, bei folgender/n Tätigkeit/en: _____

_____

☐ Nein

2   Was könnte Ihrer Meinung nach an der Handhabung des Ohrsensors verändert werden?

_____

_____

_____

_____

Übertragbarkeit auf den Alltag

1   Wie schätzen Sie den Nutzen des Ohrsensors im Alltag ein?

_____

_____

_____

_____

2   Wie schätzen Sie die allgemeine Anwendbarkeit des Ohrsensors im Alltag ein?

_____

_____

_____

_____

3   Wenn Ihnen der Ohrsensor außerhalb der Klinik zur Verfügung stehen würde, würden Sie Ihre/n Tochter/Sohn diesen dann auch im Alltag tragen lassen?

☐ Ja, weil: _____

☐ Nein, weil: _____

4 Wo würde Ihr/e Sohn/Tochter das Gerät tragen?

☐ Zu Hause und unterwegs / in der Öffentlichkeit

☐ Nur unterwegs / in der Öffentlichkeit

☐ Nur zu Hause

☐ Nie

☐ _____

5 Wann würde Ihr/e Sohn/Tochter den Ohrsensor tragen?

☐ Tagsüber und nachts

☐ Nur tagsüber

☐ Nur nachts

☐ Nie

☐ _____

6 Unter welchen Umständen würde Ihr/e Sohn/Tochter den Ohrsensor tragen?

☐ Er/Sie würde das Gerät im Alltag nutzen wollen.

☐ Er/Sie würde das Gerät ausschließlich im Rahmen wissenschaftlicher Studien nutzen.
___ Wochen

☐ Er/Sie würde das Gerät nur zeitweise nutzen, z.B. bei einer Medikamentenumstellung.
___ Wochen

☐ _____

7 Von welchen weiteren Faktoren würde die Nutzung des Ohrsensors abhängen?

_____

_____

8 Wenn der Ohrsensor bereits perfekt entwickelt wäre und Anfälle perfekt erkennen könnte, würden Sie diesen dann an andere betroffene Patienten weiter empfehlen?

Absolut gar nicht ① ② ③ ④ ⑤ ⑥ auf jeden Fall

Warum: _____

_____

9 Wie bewerten Sie den Ohrsensor? Je mehr Sterne, desto besser die Bewertung

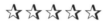

Vielen Dank für Ihre Teilnahme!

Anhang A 12: Codierung offene Antworten Pretest-Fragebogen

Antwort im Fragebogen	Codierter Begriff
• Es sollte das Kind nicht im Alltag behindern	Keine Beeinträchtigung durch den Sensor
• Bequem sein	
• Darf beim Sport und Spielen nicht stören	
• Angenehm	
• Das es kaum wahrgenommen wird	
• Das dies kaum bemerkbar ist; nicht bemerkbar	
• Das der Sensor nicht als störend empfunden wird	
• Ich will ihn nicht spüren; Das ich das Gerät nicht spüre	
• Kein Drücken; kein unangenehmes Drücken	
• Kein Reiben	
• Das es nicht im Alltag stört	
• Er sollte weich sein	
• Man muss sich frei bewegen können	
• Keine Beeinträchtigungen	
• Gut verträglich	
• Das es dadurch keine Beschränkungen gibt	
• Keine Einschränkung	
• Keine Beschränkung im Alltag	
• Das ein Gewöhnungseffekt entsteht	
• Keine Beeinträchtigung, sozusagen einen „unsichtbaren" Sensor, damit er getragen wird, auch nachts	
• Der Ohrsensor darf das Hören nicht beeinträchtigen	
• Das Gerät darf beim Spielen nicht stören	
• Das es nicht weh tut	
• Ein leichtes und nicht unangenehmes Gerät	
• Das man den nicht merkt	
• Wie Kopfhörer	

• Tragekomfort	
• Anfälle im Vorfeld erkennen • Warnen vor Anfällen • Das der Sensor vorher Bescheid gibt wenn man einen Anfall bekommt • Mitteilung wann und ob es Anfälle gibt	Anfallsvorhersage
• Leicht zu bedienen und zu reinigen • Leicht einzusetzen • Einfach anzulegen • Einfach • Schnell • Kindgerecht • Wie Zahnspange • Unkompliziert • Ausreichend simpel, damit geistig beeinträchtigte Epilepsiepatienten die Bedienung auch beherrschen • Leicht abnehmbar • Einfache Bedienung • Eine einfache, unkomplizierte Einrichtung bzw. Bedienung • Einsetzen wie Kopfhörer • Praktisch	Leichte Handhabung
• Sollte auch beim Spielen oder beim Sport robust sein • Wasserfest • Der Ohrsensor muss robust sein	Robustheit
• Muss ich überall tragen können • Ausreichende Akkuleistung • Bei alltäglichen Aktivitäten • Anwendung auch im Sport • Gut zu reinigen • Es sollte durchaus im Alltag integrierbar sein	Alltagstauglich

• On-Ear- bzw. Over-Ear-Kopfhörer werden unbrauchbar • Wenig Fehlalarme	
• Das er bei der Krankheit hilft • Das es gegen meine Epilepsie hilft • Weil ich bei einem Unfall Hilfe holen kann • Es mir Sicherheit bietet • Es mir persönlich helfen könnte • Mehr Freiheit für meinen Sohn • Bei Bedarf medizinisch/medikamentös reagiert werden kann • Bessere Einstellung der erforderlichen Medikamentendosis • Eine bessere Einstellung der Medikamente • Verbesserung der medizinischen Versorgung • Dadurch kann bei Patienten, bei denen häufiger Anfälle auftreten, geholfen werden • Schutz vor Gefahr • Ich mir dann zusätzlichen Schutz erhoffe • Anfallskontrolle wenn er außer Haus ist • Ich auch wenn er unterwegs ist Kontrolle hätte • Selbständigkeit • Hilfe bei einem entspannten Umgang mit der Epilepsie	Hilfe/Sicherheit
• Sagen was Anfälle sind und was nicht • Er soll Bescheid sagen wenn ich ein Anfall kriege • Das Anfälle besser erkannt werden • Anfälle sofort erkennen, damit Maßnahmen ergriffen werden können • Engmaschige Kontrolle • Anfälle registriert	Anfallsdetektion

• Erfassung der Anfälle mit 75%iger Sicherheit, damit auch in unbeobachteten Momenten Anfälle erfasst werden • Der Ohrsensor bemerkt Anfälle, die ich nicht sehe • Das man merkt, wenn es mir schlecht geht • Eine gute und zuverlässige Messung • Auch Absencen misst • Zur Krankheitserkennung	
• Nicht als Fremdkörper gesehen wird • Das Teil fällt ja auf • Es ihm peinlich ist • Möglichst unauffällig • Nicht zu sehr auffallen • Ich damit wahrscheinlich hässlich aussehen werde • Es wäre toll, wenn man es nicht gleich sieht	Unauffälligkeit
• Mehr Informationen über die Anfälle • Es mehr Genauigkeit gibt • Genaue Info über Anfälle • Es durchaus helfen kann, Anfallsursachen bzw. deren Verläufe nachzuvollziehen	Anfallsinformation
• Er darf nicht rausfallen • Das Gerät muss gut befestigt sein, damit es beim Spielen nicht abfällt • Das der Sensor gut sitzt • Passend • Nicht rutschen • Größe	Fester Sitz
• Verhindern von Anfällen, die dem Gehirn Sauerstoffzuführung entziehen	Anfallsverhinderung
• Aufzeichnung zur besseren Behandlung • Genaue Aufzeichnung • Aufzeichnung beim Schlaf	Anfallsdokumentation

• Detailliertes Aufzeichnen von epileptischer Aktivität	
• Am Ende sollte der Ohrsensor verwertbare Ergebnisse erzielen	
• Die Werte gut überträgt	
• Dadurch das die Anfälle für uns schwer zu erkennen sind, hoffen wir auf eine Übersicht wie viele Anfälle er Tag und Nacht hat	
• Detaillierte Aufzeichnung	
• Anfälle die man selber nicht sieht aufzuzeichnen	
• Auch nicht erkennbare Anfälle zu dokumentieren	
• Man besser die Erkrankung überwachen kann • Wenn es die Anfälle kontrolliert	Krankheitsüberwachung
• Rechtzeitiges Warnen/Alarm bei einem Anfall • Warnsystem • Information der Eltern/betreuenden Person • Warnung der Patienten vor dem Anfall, so dass er sich in Sicherheit bringen kann	Alarmfunktion
• Kosten • Anerkanntes Hilfsmittel	Kosten
• Funktion sollte sichergestellt sein • Störungsfrei	Einwandfreie Technik
• Keine schlimmen Anfälle • Zur Zeit anfallsfrei	Keine/Wenige Anfälle
• Bei häufiger auftretenden Anfällen	Anfallsneigung
• Probephase mit dem Sensor	Testphase

Anhang A 13: Codierung offene Antworten Posttest-Fragebogen

Antwort im Fragebogen	Codierter Begriff
• Hätte Angst ihn zu verlieren	Verlustangst
• Hilft Anfälle zu bemerken	Anfallsdetektion
• Das Leuchten • Das es nicht leuchtet • Er blinkt • Das er aufhört zu blinken • Es könnte versucht werden, das Licht ein wenig zu verbergen • Das permanente Leuchten des Sensors	LED
• Schnelle und einfache Handhabung für Schulkinder • Einfache Handhabung	Leichte Handhabung
• Optisch ansprechend • Der Sensor sieht super aus	Aussehen
• Das der Ohrsensor rausfällt • Das er nicht rausfällt • Im Schlaf rutscht der Sensor raus • Der Sitz des Ohrsensors bzw. die Befestigung scheint noch nicht optimal • Er müsste fester Sitzen • Allerdings viel der Sensor ein paar Mal raus • Er sollte besser im Ohr sitzen • Mit der Brille war das so, dass der Bügel etwas nach oben gezogen wurde und somit schief saß • Der Tragekomfort sollte noch verbessert werden	Schlechter Sitz
• Der Ohrsensor sitzt gut • Super Tragekomfort	Guter Sitz

• Weil wir so eventuell die Möglichkeit haben Anfälle zu dokumentieren • Zusätzliche Diagnosemöglichkeiten bieten kann • Genaue Aufzeichnung der Anfälle	Anfallsdokumentation
• Er drückt auf mein Ohr • Juckt • War bei Bewegung etwas unangenehm • Ich hatte Ohrenschmerzen nachts • Nachts hat er gedrückt • Druckstelle • Manchmal Kopfweh • Nachts hat der Sensor gedrückt	Druckgefühl
• Er könnte etwas kleiner sein • Es sollte noch verkleinert werden, insbesondere der Stöpsel, der ins Innenohr kommt • Vielleicht ein bisschen zu groß • Anders klein, ohrabhängig • Der Sensor war so gut zu sehen. Er hätte versteckter sein können • Zu auffällig • Versteckter anbringen • Dem Ohr anpassen	Größe
• Wenn der Sensor Anfälle melden kann, halte ich ihn für ein sinnvolles Hilfsmittel • Praktisch • Wenn er zuverlässig Daten aufzeichnet • Er sehr wichtig ist und weil er vielleicht helfen kann • Sensor ist gut	Sinnvolles Hilfsmittel
• Ähnlich wie eine Zahnspange, man gewöhnt sich dran • Nach einer anfänglichen Gewöhnungsphase ging es mit dem Tragen	Gewöhnungseffekt

• Am Anfang war es etwas ungewohnt aber mit der Zeit gewöhnt man sich daran	
• Er stört beim Kopfhörer Musik hören	Beeinträchtigung
• Wenn ich Tennis spiele stört der Sensor	
• Beim Sport kann es einfach behindern	
• Konnte auf dem Ohr schlecht hören	
• Der hat beim Einschlafen gestört und beim Musik hören	
• Außerdem musste man immer an das Handy denken	
• Manchmal musste ich den Stecker etwas rausziehen um richtig zu hören bzw. etwas besser zu verstehen	
• Bisher hat der Ohrsensor kein bisschen gestört	Keine Beeinträchtigung
• Sitzt sehr angenehm auf/in den Ohren	
• Ich finde der Sensor ist sehr bequem	
• Stört nicht	
• Alles ok	
• Sehr zufrieden	
• Ich fühle mich sicherer	Hilfe/Sicherheit
• Bietet Sicherheit	
• Besseres Gefühl der Anfälle	
• Erleichtert	
• Er könnte Stürze etc. vorbeugen	
• Weil man dann mal eine genaue Überprüfung hat	
• Weil es eine gute Überwachung ist	
• Technisch nicht ganz zuverlässig	Technik(-probleme)
• Sensor hat sich scheinbar ohne Grund abgeschaltet	
• Sensor geht immer aus	
• Der Einschaltmechanismus könnte einfacher gestaltet werden	

• Nicht per Bluetooth anderes Funkprogramm. Bluetooth bricht oft ab • Der immer so schnell alle war • Die Akkulaufzeit ist zu kurz • Eventuell durch ein (leises) Geräusch, welches dem Betroffenen vermittelt, dass der Akku bald leer ist • Mein Sohn würde den sehr gerne tragen, aber so das der nicht aus geht	
• Farbe des Sensors • Farbauswahl, z.B. lila • Andere Farben, wie zum Beispiel grün • Farbe vom Gerät (Hautfarbe) • Eventuell etwas schlichter gestalten anstatt Pink Hautfarbe, grau	Farbgestaltung
• Hab ihn ausprobiert und mir hat es nicht gefallen • Peinlich	Ablehnung
• Damit man sich darauf einstellen kann, wann ca. der nächste Anfall kommen könnte und sich dementsprechend einstellen kann	Anfallsvorhersage
• Bei häufiger auftretenden Anfällen	Anfallsneigung

Anhang A 14: Übersicht der Kategorien mit beispielhaften Textstellen

Code	Beispielhafte Textstelle
Akzeptanz	Und dann einfach gucken wie's ist bei motorisch unruhigen mehr schwerst mehrfach behinderten Kindern ob die das tolerieren
Anfallsart und -frequenz	Ich könnte mir auch vorstellen das es sehr abhängig ist von der Anfallsfrequenz und von der Anfallsart wenn ein Kind ne so wie du eben sagtest auch ein paar Mal im Jahr so'n Anfall hat dann wird es das wahrscheinlich nicht so tolerieren [Yf: ne] wie ein Kind das irgendwie dreimal am Tag oder dreimal die Woche so'n so'n Anfall hat
Auffälligkeit	Hab halt auch bei Kindern, also es ist schon auffällig im Ohr, das ist mir auch aufgefallen, das es doch sehr prominent einfach rausragt
Beeinflussung	Die Jüngeren ich glaube da haben die Eltern durchaus Einfluss aber ich glaub in der Pubertät kippt's dann erstmal dramatisch
Beeinträchtigung	Die hatten teilweise nen gestörten Schlaf oder aber eben das sie sagten Mensch ich hab mich nicht getraut umzudrehen, weil ich dann auf dem Ding liege oder es ist dann rausgefallen. Ich hab hier immer mal die Kinder damit in der Schule sitzen sehen ähm dann hat ich auch das Gefühl das es zumindest nicht störend als störend empfunden wurde
Geschützte Umgebung	Und hier ist anders sein eben normal [Af: genau] und wenn hier ein Helm getragen wird das ist hier ein Stück Normalität und draußen sagen auch viele Kinder, naja ich werd dann schon auch angeguckt, ne, und hier ist, ist es so'n geschützter Rahmen, den Eltern ja auch hier sehr genießen. Das sie sich hier nicht erklären müssen, das es hier alles so sein darf wie es ist (..)
Krankheitsbewältigung	Na ja das ist ja eben grade diese diese Gratwanderung ne nimmt das Kind entweder das Gefahrenrisiko in Kauf das es keine Hilfe kriegt wenn es einen Anfall kriegt weil es nicht als Epileptiker geoutet werden will oder als jemand der irgendwas besonderes da im Ohr hat ähm oder haben sie selbst so viel Angst vor den Anfällen wollen aber gleichzeitig ihren Hobbys nachgehen das es dann das kleinere Übel ist
Be- und Entlastung	Und auch an der Schnittstelle wenn die Jugendlichen selbständiger werden [Vf: (Zustimmung)] und Thema Ausziehen irgendwann kommt oder so was dann ist das auch mit Sicherheit im Interesse der Eltern wenn da einfach so'n Stück weit weil das ist ja dann schon ein großer Schritt Kinder gehen zu lassen in die Selbständigkeit und wenn noch die Epilepsie dabei ist ist das natürlich noch mal schwieriger und das bietet einfach ein bisschen Sicherheit
Anfallsdetektion	Vor allem auch dieses Zutrauen wenn das Kind bei anderen Personen ist jetzt grad in der Schule wir hören das ja auch sehr oft das Eltern dann sagen ich weiß gar nicht ob die dann die Anfälle auch so erkennen ne Lehrer die dann Absencen nicht erkennen oder Lehr äh Klasse hier Spielkameraden die dann irgendwelche Anfälle nicht erkennen oder so und wenn sie dann die Gewähr haben aber das Gerät erkennt das
Anfallsdokumentation	Wir haben da tatsächlich Widersprüche ne entweder die Eltern weil sie ähm das Kind ständig fremdbetreut ist haben die Eltern überhaupt keine Information können uns nicht sagen wie viele sind's denn da sagen die naja einer pro Woche und dann kommen aus der Schule die Rückmeldungen ne pro Stunde haben wir hier irgendwie drei ne und und dafür wär's dann halt tatsächlich wenn das funktionieren würde ein objektiveres Maß

Freiheit	Also ich würd auch langfristig eher denken also wenn's tatsächlich diesen Nutzen hat und auch diesen Sinn im Sinne von Selbständigkeit das die An-fälle als solche nicht mehr so bedrohlich sind weil ich weiß es wird jemand informiert ich muss nicht im öffentlichen Kontext irgendwen ansprechen können sie mir mal helfen oder wie auch immer ähm das es im besten Fall äh dazu führt das die Kinder weniger ängstlich sind und weniger vorsichtig ähm sondern eher normaler
Fehlalarm	Nicht oft [Yf: Oh Gott] [Uf: (unv.)] [I: Also am besten gar nicht am besten gar kein Fehlalarm ok aber] [Yf: nein nein nein] ich glaub nicht oft [Yf: das ist] [Uf: Nee das darf natürlich nicht oft denn weil dann ist ja auch kontraproduktiv]
Größe	Ok ähm also im Tragen des Sensors her ähm muss ich sagen das bei vielen Kindern man manchmal das Gefühl hatte m ist der Sensor tief genug im Ohr drin man war doch oft bisschen unsicher so'n bisschen hat man noch Leuch-ten gesehen wir haben ja schon eher auf kleine geachtet aber bei vielen kleinen kleineren oder Kindern mit kleinen Gehörgängen da war ich mir nie sicher ob das wirklich tief sitzt und gut man hat's immer versucht aber es wirkte auf mich oft nicht so originale Passform für Kinder im Alter von acht oder so
Hygiene	Genau es war schwierig zu reinigen [Af: fand ich sehr schwierig ja]
Sensorgestaltung	Aber man sollte einiges anbieten also für die Größeren die normalen Intel-lekt haben natürlich was unauffälliges und für kleinere Mädchen die was weiß ich rosa lieben ähm denke ich mal ist das bestimmt gut
Sitz	In Spielsituationen manchmal sehr unpraktisch weil es rausgefallen ist, es fällt manchmal schon raus beim Pulli an und ausziehen.
Technik	Ja ich hab das hauptsächlich im Nachtdienst mitbekommen ähm da hatten wir auch unsere Probleme zum Teil den Sensor anzukriegen das man da irgendwie geklopft hat zig Mal und es leuchtete nicht oder das man mitge-kriegt hat man hat es dann zum leuchten gekriegt und es ist dann aber am Patienten wieder ausgegangen ist äh das es mit dem Handy zum Teil schwierig war das einzustellen beziehungsweise das wieder auszumachen

Printed in the United States
By Bookmasters